课程标准编委会

本课程标准编委会

医学 · 教育康复行业课程标准与实施指南

康复仪器设备与教学信息化配备标准

华东师范大学中国言语听觉康复科学与 ICF 应用研究院
华东师范大学康复科学系（听力与言语康复学专业、教育康复学专业）
中国教育技术协会教育康复专业委员会
中国残疾人康复协会语言障碍康复专业委员会
中国优生优育协会儿童脑潜能开发专业委员会
组织编写

南京师范大学出版社
NANJING NORMAL UNIVERSITY PRESS

图书在版编目（CIP）数据

康复仪器设备与教学信息化配备标准 / 华东师范大学中国言语听觉康复科学与 ICF 应用研究院等组织编写. — 南京：南京师范大学出版社，2020.8（2020.12 重印）
（医学 · 教育康复行业课程标准与实施指南）
ISBN 978-7-5651-4697-8

Ⅰ. ①康… Ⅱ. ①华… Ⅲ. ①康复训练—医疗器械—指南②儿童教育—特殊教育—教学设备—指南 Ⅳ. ① R496-62 ② G76-62

中国版本图书馆 CIP 数据核字（2020）第 160628 号

书　　名　康复仪器设备与教学信息化配备标准
丛 书 名　医学 · 教育康复行业课程标准与实施指南
作　　者　华东师范大学中国言语听觉康复科学与 ICF 应用研究院
　　　　　华东师范大学康复科学系（听力与言语康复学专业、教育康复学专业）
　　　　　中国教育技术协会教育康复专业委员会
　　　　　中国残疾人康复协会语言障碍康复专业委员会
　　　　　中国优生优育协会儿童脑潜能开发专业委员会
责任编辑　彭　茜
出版发行　南京师范大学出版社
地　　址　江苏省南京市玄武区后宰门西村 9 号（邮编：210016）
电　　话　（025）83598919（总编办）　83598412（营销部）　83373872（邮购部）
网　　址　http://press.njnu.edu.cn
电子信箱　nspzbb@njnu.edu.cn
照　　排　南京凯建文化发展有限公司
印　　刷　南京玉河印刷厂
开　　本　880 毫米 ×1230 毫米　1/32
印　　张　2.25
字　　数　63 千
版　　次　2020 年 8 月第 1 版　2020 年 12 月第 2 次印刷
书　　号　ISBN 978-7-5651-4697-8
定　　价　14.00 元

出 版 人　张志刚

序

残疾人事业是中国特色社会主义事业的重要组成部分。关注残疾人的康复与教育问题，改善残疾人的生存生活状况，促进残疾人事业的发展，已成为全面建设小康社会和构建社会主义和谐社会一项重要而紧迫的任务。

我国第二次残疾人口抽样调查的数据表明，全国现有残疾人口 8 296 万，占我国总人口的 6.34%，涉及 2.4 亿人口家庭，有 400 万残疾儿童需要接受医疗、康复和教育。这些年来，我国的医疗卫生、特殊教育、民政、残联等机构和部门的残疾儿童康复与教育工作也取得了显著成效；但我国残疾人事业基础还较薄弱，残疾人社会保障政策措施尚不够完善，残疾人在基本生活、医疗卫生、康复、教育、就业、社会参与等方面还存在许多困难，他们的总体生活状况与社会平均水平之间仍存在较大差距。残疾人仍然是社会中一个特殊的弱势群体，他们多数仍然生活在社会的底层，离平等参与社会生活、共享人类文明成果的目标还甚远。

本世纪初，随着社会康复需求的不断增加，我们立足国际最先进的理念与国内发达地区最早的社会需求，萌生建立中国的教育康复学的念想。客观讲，我国的残疾儿童的医疗康复服务主要由医院、康复机构承担，教育主要由学前教育机构、特殊教育学校提供。近些年来，学界和政府有关部门开始关注这种康复与教育分离的模式能否真正满足残疾儿童的发展与成长需求。随着医教结合、综合康复理念在我国医学康复、教育康复领域渐成共识，医学·教育康复由此应运而生，医学·教育康复行业课程标准与实施指南的制定亦进入专家学者们的研究视野。

医学·教育康复是研究如何为兼具康复与教育双重需求的特殊需要儿童提供系统、科学的技术支持与同步服务的学科。我们组织教育、医疗、康复学界众多专家学者组建课题攻关团队，以若干国家、省（市）部级重大重点课题及前期成果为支撑，经过不懈努力，2013 年经教育部批准，华东师范大学在全国率先成立教育康复学专业。教育康复学专业的诞生，既填补了我国高等院校相关学科的空白，同时又对我国特殊教育、听力和言语康复、康复治疗的科学发展，对方兴未艾的“医教结合”新模式的推广，对复合型特殊教育师资、康复治疗师的培养，对残疾人教育、医疗、康复质量及水平的提高等具有重要意义。

目前不少进入学前教育机构、特殊教育学校的儿童还无法清楚说话、难以执行简单指令，甚至无法安坐，带病上学成为特殊需要儿童的入学常态，教学目标很难实现，需要针对性的康复课程介入。例如，《培智学校义务教育课程标准》明确将康复训练列为其重要内容。当学生粗大动作和精细动作发展存在显著迟缓或功能障碍时，应从物理治疗和作业治疗等相应领域开展康复训练；当学生在言语、语言发展上出现明显迟缓，存在语音、流畅性、语法、语义等方面困难时，应进行言语语言康复训练；当学生出现注意缺陷、多动、行为问题、情绪障碍、人际交往困难时，应开展心理治疗、行为矫正与行为支持、音乐治疗和游戏治疗等康复训练。康复课程不分学段，应根据学生的特殊需求，在世界卫生组织 ICF 框架下采用“评估—训练—评估”的模式进行，最终达到预期的康复效果。

为解决这些问题，受教育部委托，华东师范大学在全国范围遴选特殊教育学校进行“医教结合”实验，以期残疾儿童在学前教育机构、特殊教育学校接受教育的同时，也能获得针对性的医疗和康复服务。我们在全国 18 所医教结合实验校和 21 所医教结合师资培训基地的实践表明：医教结合的康复教育新模式对于残疾儿童的医疗康复效果极佳，家庭经济负担大为减轻，教育质量得到明显提高，这种“医教结合，综合康复”的模式具有强大的生命力。

近几年，在华东师范大学中国言语听觉康复科学与ICF应用研究院、康复科学系（听力与言语康复学专业、教育康复学专业）的努力下，在中国教育技术协会教育康复专业委员会、中国残疾人康复协会语言障碍康复专业委员会、中国优生优育协会儿童脑潜能开发专业委员会的支持下，在全国医教结合师资培训基地的配合下，专家组研制了医学·教育康复行业课程标准，课程标准具体包括：《言语障碍康复课程标准》《儿童语言康复课程标准》《儿童认知障碍康复课程标准》《儿童情绪行为障碍干预课程标准》《儿童运动康复课程标准》《听障儿童听觉言语康复课程标准》《康复仪器设备与教学信息化配备标准》等。

本系列课程标准有助于规范指导康复教师和康复治疗师使用康复设备及专业工具，对障碍者采用定量与定性的综合方法进行评定、制订方案、实施康复训练、跟踪康复效果，同时提供康复咨询与指导。

此外，本系列课程标准还另外配套了与康复关系密切的四门课程的实施指南：《智力障碍儿童生活语文学科实施指南》《智力障碍儿童生活适应学科实施指南》《智力障碍儿童生活数学学科实施指南》《智力障碍儿童心理健康学科实施指南》。

本系列课程标准与实施指南既可作为大学本科、研究生或高职院校康复治疗学、听力与言语康复学、言语听觉康复技术以及教育康复学和特殊教育学专业教学参考使用，也可为医院、康复机构、特殊教育学校及民政福利机构等相关部门开展残疾儿童各板块康复的评估、治疗、监控、教学、管理和研究工作使用。我们期待本系列课程标准与实施指南能为中国康复教育事业的发展做出贡献，同时也期待本套课程标准与实施指南在实践中渐趋完善，成为一套言之有理、操之有物、行之有效的临床或一线教育康复的工作指南。

《医学·教育康复行业课程标准与实施指南》编写委员会

2020年4月

目　录

一、本标准适用范围

本标准规定了教育康复行业仪器设备的配备要求。

本标准适用于指导医疗机构、康复机构、学前特教机构、特殊教育学校配备教育康复仪器设备。本标准也可供接收随班就读儿童的早教机构、学前教育机构和普通中小学校配备相关教育康复仪器设备时参考。

二、本标准引用的规范性文件

本标准主要引用以下文件条款。凡是标注日期的引用文件，其随后所有的修改（不包括勘误的内容）或修订版均不适用于本标准，然而，鼓励根据本标准达成协议的各方积极研究是否可使用这些文件的最新版本。凡是不标注日期的引用文件，其最新版本适用于本标准。

GB/T 9813 《微型计算机通用规范》

GB 9706.1-2007 《医用电气设备》之“安全通用要求”

GB/T 14710-93 《医用电气设备环境要求及试验方法》

GB/T 25000.51 《系统与软件工程　系统与软件质量要求和评价（SQuaRE）》

GB 17498 《健身器材的安全》之“通用要求”

GB 21746 《教学仪器设备安全要求》之“总则”

GB/T 21747《教学实验室设备实验台（桌）的安全要求及试验方法》

GB 21748《教学仪器设备安全要求》之“仪器和零部件的基本要求”

GB 21749《教学仪器设备安全要求》之“玻璃仪器及连接部件”

JY/T 0363《视频展示台》

JGJ 76–2003《特殊教育学校建筑设计规范》

JY/T 0404-2009《义务教育阶段聋校教学与医疗康复仪器设备配备标准》

JY/T 0405-2009《义务教育阶段培智学校教学与医疗康复仪器设备配备标准》

《医疗器械分类目录》2017年8月

国食药监械〔2011〕231号《关于冷热双控消融针等166个产品医疗器械分类界定的通知》

食药监办械管〔2013〕31号《关于体外高频治疗机等47个产品分类界定的通知》

食药监办械管〔2015〕104号《关于多功能超声骨刀等127个产品分类界定的通知》

教基二厅〔2016〕1号《普通学校特殊教育资源教室建设指南》

教基二〔2016〕5号《盲校义务教育课程标准（2016年版）》《聋校义务教育课程标准（2016年版）》《培智学校义务教育课程标准（2016年版）》

三、相关要求

（一）配备要求

（1）仪器设备分为“基本”和“选配”两种配备要求。

“基本”栏目规定了一般来讲都应达到的仪器设备配备要求。

有条件的单位在达到“基本”配备要求的基础上，可根据实际情况，在“选配”栏目中有选择地配备相应的仪器设备，以满足康复与教学的需要。

若已经配备“选配”栏目中的仪器且与“基本”栏目中的仪器功能相近，则“基本”栏目中的相应仪器原则上不再要求配备。有条件的单位宜配备性能更好的仪器。

（2）根据医疗康复与教学需求对仪器设备的配备数量提出要求。

医疗康复仪器设备的配备数量应按照需求量计算，各单位应按照具体情况计算配备数量。

（3）教育康复仪器设备的配备具体要求见“四、配备标准”。

（二）购置及使用要求

（1）购置的教育康复仪器设备应符合教学仪器在安全、质量方面的要求，并符合GB 6675、GB/T 14710、GB 21746、GB/T 21747、GB 21748和GB 21749的要求。

（2）购置的单独或者组合使用于人体，用于对残障儿童少年进行诊断、治疗、监护、缓解、补偿等的医疗康复仪器、设备（包括所需要的软件），应符合《医疗器械监督管理条例》在安全、有效方面的规定，通过医疗器械产品市场准入审查，保证康复功效，确保使用者不受伤害，并符合GB 6675、GB 9706.1、GB/T 14710和GB 17498等相关要求。

（3）医疗康复仪器设备应在专业人员指导下使用。

（4）凡是进入教育康复行业的仪器设备，不得含有国家明令禁止的有毒材料，要符合国家相关安全和环保标准，并须取得经过国家资质认定的教学仪器设备产品质量检验机构、医疗器械质量监督机构出具的合格证书或检验报告。

（三）监管部门

本标准的执行情况由省级教育行政部门的教育技术装备机构负责监督。

四、配备标准

（一）教育康复行业信息化配置标准

《教育信息化十年发展规划（2011—2020年）》明确指出，“高等教育信息化是促进高等教育改革创新和提高质量的有效途径”，并提出要“构建先进、高效、实用的高等教育信息基础设施”。而教育康复行业在实现教育信息化的过程中需要综合康复支持系统、资源信息中心支持服务系统、云康复教育服务支持系统等信息化设施作为基本配置。其中，综合康复支持系统是为教育康复行业中各部门和机构提供信息化教育、康复质量信息化管理与分析的支持系统；资源信息中心支持服务系统与高校资源中心互联，形成教育康复行业中特殊教育机构与高校之间的资源共享；而云康复教育服务支持系统是基于《国际功能、残疾和健康分类》（International Classification of Functioning，Disability and Health，简称ICF）构建的服务于综合康复、教育康复领域的理论、实验和实训支持系统，为教育康复行业人才培养提供教育服务平台。

表 1　教育康复行业信息化配置标准

序号	名称	功能与规格	单位	数量	配备要求		执行标准	配备标准编号	备注
					基本	选配			
X1001	综合康复支持系统	主要功能：具有康复、教育、教学信息化管理功能，教师利用云平台进行备课、教学管理及康复质量控制分析等。 主要技术指标：系统软件的功能与质量应符合 GB/T 25000.51 国家标准。	套	1	√				用于学前教育机构、中小学和康复机构
X1002	资源信息中心支持服务系统	主要功能：能实现省、市、区级联网，与高校资源中心联网，支持基层教师信息交互与资源共享。 主要技术指标：系统软件的功能与质量应符合 GB/T 25000.51 国家标准。	套	1	√				用于学前教育机构、中小学
X1003	云康复教育服务支持系统	主要功能：提供 ICF 康复服务，包括综合检查、精准评估、ICF 转换、康复作业等内容；提供 ICF 教育（教育教学）服务，包括康复学习、专题培训、教学课件等内容。 **（一）ICF 康复服务** 康复云 ICF 平台描述了言语、语言、认知、情绪心理障碍的功能评估和康复治疗体系，及其相应的质量控制，分为成人综合康复体系和儿童综合康复体系。 成人综合康复体系描述了脑损伤、锥体外系（如神经性言语障碍）、嗓音疾病、吞咽障碍、认知障碍的康复体系与质量控制，以改善成人言语嗓音、语言认知功能，作为康复和治疗的主要指标或预防的相关指标。 儿童综合康复体系描述了儿童综合康复与健康发展促进体系及其质量管理，可用于检查安置、康复分流。其中，儿童综合康复部分涉及孤独症、脑瘫、听力障碍、智力障碍、听处理障碍的综合康复评估及训练，健康发展促进部分旨在改善儿童言语语言促进等心智语言能力，促进其情绪行为和社会能力的发展。	套	1	√				用于学前教育机构、中小学和康复机构

续表

序号	名称	功能与规格	单位	数量	配备要求		执行标准	配备标准编号	备注
					基本	选配			
X1003	云康复教育服务支持系统	1. 综合检查：全面评估各方面临床表现和存在问题，为进一步的康复分流、康复评估、康复训练及疗效监控提供依据。 2. 精准评估：提供专业化评估工具与评估素材，为 ICF 功能评估提供客观数据，包含言语嗓音、构音语音、语言认知、情绪行为等方面的综合评估套件。 3. ICF 转换：以言语障碍 ICF 核心分类组合和 ICF 言语功能评估标准共识为理论基础，建立康复档案，并根据每个 ICF 分类目对应的评估指标及常模，将测量值转化为 ICF 的限定值，进行功能损伤程度的判定，完成 ICF 功能评估表的制订。在 ICF 框架下精准记录每次评估、每次康复治疗前后的功能指标变化，并根据评估指标提供康复治疗计划表，及时监控治疗方法的有效性，及时进行治疗方法的调整。 4. 康复作业：具有针对性地生成言语构音训练（音位诱导、音位习得、音位对比训练）、早期语言能力训练（词语、词组、句子、短文训练）、辅助沟通能力训练、言语训练（言语声音、言语音调、言语响度、言语起音、言语清浊音训练）方面的康复作业。 **（二）ICF 教育（教育教学）服务** 通过在线教育方式，采用受教与授教两种维度为机构康复师提供言语语言、听觉、孤独症康复领域内的多模态的理论教育及技能培训。	套	1	√				用于学前教育机构、中小学和康复机构

续表

序号	名称	功能与规格	单位	数量	配备要求		执行标准	配备标准编号	备注
					基本	选配			
X1003	云康复教育服务支持系统	1. 康复学习：提供言语康复、听觉康复、语言康复、认知康复、情绪行为干预、运动康复等基本理论课程，帮助学习者掌握康复的基础知识以及评估、训练框架。 2. 专题培训：邀请专家在线授课，提供言语语言、听觉语言、孤独症等领域的康复教程。 3. 教学课件：提供集体或团体教学课件，帮助专职康复教师或康复治疗师缩减准备时间、降低教学难度。具体内容如下。 （1）言语嗓音方面，包括呼吸、发声、共鸣三大系统的训练。其中，呼吸系统的训练旨在帮助患者建立正确的腹式呼吸方式，提高言语呼吸支持能力，促进呼吸与发声功能的协调。发声系统的训练旨在帮助患者建立正常的音调、响度和音质水平，使患者的嗓音基频、强度达到正常范围。共鸣系统的训练旨在帮助患者建立正确的口、鼻腔共鸣聚焦能力，建立正常的共鸣状态。 （2）言语构音方面，适用于所有存在汉语声母构音障碍的患者，主要表现为在用口语说话时声母发音不清楚，经常出现发音错误、发音歪曲、发音遗漏的现象，以致影响他人对其所表达语言的理解。 （3）听觉康复方面，包括听觉察知、听觉分辨、听觉识别和听觉理解四个由低到高的训练阶段。其中，听觉察知训练是训练感知声音有或没有，听觉分辨训练是训练感知声音相同或不同，听觉识别训练是指根据声音的主要特性进行匹配选择，听觉理解训练的方式是将事物的音和义结合进行选择。	套	1	√				用于学前教育机构、中小学和康复机构

续表

序号	名称	功能与规格	单位	数量	配备要求		执行标准	配备标准编号	备注
					基本	选配			
X1003	云康复教育服务支持系统	（4）早期语言方面，主要为语言专题训练，分为家、商店、动物园、学校、交通、医院六个主题，涵盖了儿童日常生活中经常会接触的人、事物及场景。 （5）认知康复方面，分为启蒙知识训练和基本认知能力训练两部分。启蒙知识训练主要包括认识颜色、认识形状、建立数概念、建立时间概念、建立空间概念、认识物体的量等六项内容；基本认知能力训练包括注意力训练、观察力训练和记忆力训练。 （6）情绪行为方面，主要包括助人、分享、交朋友、合作、讲礼貌、不断尝试等六种社会行为的训练，以及认识声音、倾听习惯、自信、情绪理解、人际交流、礼貌用语等六种基本生活能力和交往行为的训练。 （7）学习能力方面，以汉字学习为主题，包括对音、形、义三部分的学习与巩固，同时考虑到特殊人群的言语能力。 （8）运动康复方面，包括粗大运动和精细运动两个部分。 主要技术指标：系统软件的功能与质量要求应符合 GB/T 25000.51 国家标准。	套	1	√				用于学前教育机构、中小学和康复机构

（二）教育康复行业仪器设备配备标准

1. 言语康复

【康复对象】

言语康复的对象是具有言语功能障碍的人群。言语功能障碍主要指由于智力发育迟缓、脑性瘫痪、孤独症、语言发育迟缓等原因所导致的言语发育迟缓或障碍。言语功能障碍的临床表现一般体现在以下五个方面。

（1）呼吸障碍：呼吸障碍的临床表现主要包括呼吸方式异常、呼吸功能减弱、协调性异常（呼气和吸气不协调、呼气和发声不协调）和起音方式异常（硬起音、软起音）等。这主要与呼吸控制差、肺活量不足有关，表现为说话有气无力、断断续续、声音响度低、一字一顿、句尾音乏力等。

（2）发声障碍：发声障碍（又称嗓音障碍）的临床表现主要包括音调异常、响度异常、音质异常。这主要与喉部功能控制不稳定有关。① 音调异常：表现为音调偏低、音调偏高、音调变化单一、音调变化太大等；② 响度异常：表现为响度过小、响度太大、响度变化单一、响度变化太大等；③ 音质异常：表现为声音嘶哑、粗糙、气息声等。

（3）共鸣障碍：共鸣障碍的临床表现主要包括口腔共鸣异常、咽腔共鸣异常、鼻腔共鸣异常。这主要是指在言语形成的过程中，由于下颌、舌、唇、软腭等共鸣器官的运动异常，导致共鸣腔形状和体积的异常，使言语聚焦点出现了偏差，从而影响了声道共鸣效果。① 口腔共鸣异常：这是由于舌的前、后运动能力和协调能力不足，发音时出现前位聚焦或后位聚焦等问题；② 咽腔共鸣异常：这主要是由于呼吸控制差，喉的阀门功能差，舌体向后缩，发音时表现为喉位聚焦；③ 鼻腔共鸣异常：主要表现为鼻音过重或鼻音缺失等，除器质性因素外，大多数都与软腭功能异常有关。

（4）构音障碍：构音障碍的临床表现主要包括构音运动能力

异常和构音语音能力异常。这主要与构音发育迟缓有关。① 构音运动能力异常：口部的感知觉超敏或弱敏，口部各个构音器官（下颌、舌、唇、软腭）的运动不灵活、稳定性较差、精细分化运动不足，口部各个构音器官之间的运动协调性差；② 构音语音能力异常：在构音过程中，特定音位所需的口部运动能力还未发育完善，导致在发出含有特定音位的语音时出现了构音不清的情况，通常表现为音位替代、音位扭曲和音位遗漏等异常情况。

（5）语音障碍：语音障碍的临床表现主要包括超音段音位障碍和音段音位障碍。这主要与整个发音系统的协调性有关，主要体现在连续语音的发音过程中。① 超音段音位障碍（语调异常）：有些人在发单音节词时声调能很好地发出，但在连续语音中音调单一或不稳定，语速或缓慢或急促，缺乏节奏感；② 音段音位障碍（语音流畅性障碍）：有些人虽然在特定音段的单音节词中能发清楚，但在连续语音中如词语和句子中，该音段音位无法准确地发出，或流畅性出现障碍。

【康复目标】

根据言语嗓音、构音语音功能的评估结果，选择并实施针对性的治疗方法，以期能建立正常的言语呼吸，提高言语呼吸支持能力，建立正常的音调、响度，提高嗓音音质，建立正常的口腔、鼻腔共鸣，提高共鸣音质，从而提高整体的言语质量；同时令声母音位习得（获得）能力、声母音位对比能力、口部运动功能恢复至正常范围，提高整体构音清晰度；使节奏、语调和重音能力恢复至正常范围内，从而整体上提高言语自然度、流利性和流畅性。

【康复设备】

表 2　言语康复仪器设备配备标准

序号	名称	功能与规格	单位	数量	配备要求		执行标准	配备标准编号	备注
					基本	选配			
S1	言语康复								
S1001	言语障碍测量（评估）设备	主要功能：用于对言语呼吸（呼吸支持能力、呼吸发声协调能力）、言语发声（言语音调、言语响度、言语音质、声门波和电声门图）、言语共鸣（前位聚焦、后位聚焦、喉位聚焦）、言语构音（口腔轮替能力）、言语语音（语音清晰度）、鼻音（鼻流量）等电声信号进行检测、处理，为医疗和教育康复机构言语、构音、语音、鼻音障碍方面的评估、诊断提供辅助。 主要技术指标：电声门图信号增益共三挡，−6 dB、0 dB、6 dB，误差 ± 1.0 dB；电声门图信号频响在 70 Hz ~ 500 Hz 频率范围内，−3 dB ~ 0 dB；电声门图信号静止噪声 ≤ 5 mV；言语信号谐波频率误差 ± 4%；言语基频实时响应速率 ≤ 6 ms；言语声音信号低通滤波共三挡，5 kHz、10 kHz、20 kHz，截止频率处衰减 ≥ 50 dB。	套	1	√		教育行业标准、医疗器械监督管理条例	JY/T 0404–2009 JY/T 0405–2009	用于学前教育机构、中小学和康复机构
S1002	言语障碍矫治（训练）设备	主要功能：用于对言语呼吸、言语发声和言语共鸣等电声信号进行检测、处理，为医疗和教育康复机构进行实时视听反馈训练与促进治疗训练提供支持。包含如下功能：实时声音、音调、响度、起音、清浊音的感知；言语声时、音调、响度、起音、清浊音的视听反馈训练；言语呼吸、发声、共鸣障碍的促进治疗；电声门图显示、测量（闭合率、闭合率微扰等）及发声矫治；采用单一被试技术对言语康复效果进行动态评估及监控。	套	3	√		教育行业标准、医疗器械监督管理条例	JY/T 0404–2009 JY/T 0405–2009	用于学前教育机构、中小学和康复机构

续表

序号	名称	功能与规格	单位	数量	配备要求		执行标准	配备标准编号	备注
					基本	选配			
S1	言语康复								
S1002	言语障碍矫治（训练）设备	主要技术指标：电声门图信号增益共三挡，−6 dB、0 dB、6 dB，误差 ± 1.0 dB；电声门图信号频响在 70 Hz ~ 500 Hz 频率范围内，−3 dB ~ 0 dB；电声门图信号静止噪声 ≤ 5 mV；言语信号谐波频率误差 ± 4%；言语基频实时响应速率 ≤ 6 ms；言语声音信号低通滤波共三挡，5 kHz、10 kHz、20 kHz，截止频率处衰减 ≥ 50 dB。	套	3	√		教育行业标准、医疗器械监督管理条例	JY/T 0404–2009 JY/T 0405–2009	用于学前教育机构、中小学和康复机构
S1003	构音障碍测量（评估）设备	主要功能：用于对言语、构音、鼻音等电声信号进行检测、处理，为医疗教育康复机构在构音、鼻音障碍方面的评估、诊断提供辅助。包含如下功能：口部运动能力评估（下颌、唇、舌的评估）；构音语音能力测量评估（浊音起始时间、语音类型、构音清晰度的评估）；构音运动功能测量（下颌距、舌距等声道形状动态显示及测量）；鼻流量的实时测量。 主要技术指标：FFT 实时响应速率 ≤ 48 ms；低通滤波共三挡，5 kHz、10 kHz、20 kHz，截止频率处衰减 ≥ 50 dB。实时鼻音信号误差 ± 3%；口腔和鼻腔谐波频率误差 ± 6%。	套	1	√		教育行业标准、医疗器械监督管理条例	JY/T 0405–2009	用于学前教育机构、中小学和康复机构
S1004	构音障碍康复训练设备	主要功能：口部运动治疗（下颌、唇、舌的训练）；结合语音自反馈技术的构音运动训练（声母、韵母的训练）；结合语音自反馈技术和重读治疗法的构音语音训练（音位诱导、音位习得、音位对比、音位强化），采用单一被试技术对构音康复效果进行动态评估以及综合康复支持。 主要技术指标：谐波频率误差 ± 4%；FFT 实时响应速率 ≤ 48 ms；低通滤波共三挡，5 kHz、10 kHz、20 kHz，截止频率处衰减 ≥ 50 dB。	套	3	√		教育行业标准、医疗器械监督管理条例	JY/T 0405–2009	用于学前教育机构、中小学和康复机构

续表

序号	名称	功能与规格	单位	数量	配备要求		执行标准	配备标准编号	备注
					基本	选配			
S1	言语康复								
S1005	语音障碍测量（评估）设备	主要功能：用于字、句、连续语音清晰度测量，构音障碍筛查评估，失语症筛查评估，喉功能、构音器官等方面的测查，并能生成报告。 主要技术指标：电声门图信号增益共三挡，−6 dB、0 dB、6 dB，误差 ± 1.0 dB；电声门图信号频响在 70 Hz ~ 500 Hz 频率范围内，−3 dB ~ 0 dB；电声门图信号静止噪声 ≤ 5 mV；言语信号谐波频率误差 ± 4%；言语基频实时响应速率 ≤ 6 ms；言语声音信号低通滤波共三挡，5 kHz、10 kHz、20 kHz，截止频率处衰减 ≥ 50 dB。	套	1	√		教育行业标准、医疗器械监督管理条例	JY/T 0405–2009	用于学前教育机构、中小学、大学和康复机构
S1006	语音障碍康复训练设备	主要功能：具有音位训练功能（语音巩固、语音重复、语音切换、语音轮替）；采用单一被试技术对康复效果进行动态评估以及综合康复支持。 主要技术指标：谐波频率误差 ± 4%；基频实时响应速率 ≤ 6 ms；低通滤波共三挡，5 kHz、10 kHz、20 kHz，截止频率处衰减 ≥ 50 dB。	套	3	√		教育行业标准、医疗器械监督管理条例	JY/T 0405–2009	用于学前教育机构、中小学、大学和康复机构
S1007	言语重读治疗（训练）仪器	主要功能：进行字、词、句、段重读的实时反馈训练，采用重读治疗法（慢板、行板、快板节奏）进行言语诱导与言语韵律训练，采用重读治疗法（能量法、支架法）进行连续语音能力训练，促进由声母、韵母到音节、词语和句子的过渡，加强连续语音发音能力。 主要技术指标：谐波频率误差 ± 4%；基频实时响应速率 ≤ 6 ms；低通滤波共三挡，5 kHz、10 kHz、20 kHz，截止频率处衰减 ≥ 50 dB。	套	3	√		教育行业标准、医疗器械监督管理条例	JY/T 0404–2009 JY/T 0405–2009	用于学前教育机构、中小学和康复机构

续表

序号	名称	功能与规格	单位	数量	配备要求		执行标准	配备标准编号	备注
					基本	选配			
S1	言语康复								
S1008	言语功能评估与训练用具	主要功能：进行言语呼吸、发声、共鸣障碍的促进治疗，语音功能的简单评估与训练，以及口部构音运动能力的简单训练。	套	3	√		教育行业标准	JY/T 0404–2009	用于学前教育机构、小学和康复机构
S1009	口部构音运动训练组件	主要功能：用于口部构音运动训练，包括唇运动训练器、舌尖运动训练器、舌前位运动训练器、舌后位运动训练器等。 主要技术指标：要求各训练器的连接强度应≥ 5 N。	套	1/ 人	√		教育行业标准	JY/T 0404–2009	用于学前教育机构、中小学和康复机构
S1010	构音语音训练器组件	主要功能：用于构音语音训练，包括 /sh/、/s/、/l/、/r/ 等构音音位训练器。	套	1/ 人	√				用于学前教育机构、中小学和康复机构
S1011	言语治疗相关图书		册	若干	√				
S1012	言语康复学习机	主要功能：包含言语构音、沟通能力等方面的康复学习与训练软件，可具有针对性地进行言语构音（口部运动、构音运动、构音语音）、辅助沟通能力的训练，从而促进儿童言语语言、沟通能力的提升与综合发展。具体如下。	套	3	√				

续表

序号	名称	功能与规格	单位	数量	配备要求		执行标准	配备标准编号	备注
					基本	选配			
S1	言语康复								
S1012	言语康复学习机	（1）内置丰富的沟通符号：沟通符号按照符号属性和类别来区分，划分为名词、动词、数量、水果、点心、饮料、主食、时间、课程、乐器、生活、室内活动、户外活动、常用物品、衣物、餐具、公共场所、交通、身体、天气、动物、昆虫、节日、情绪、社交技巧等类别。 （2）辅助沟通训练功能：可以在 1×3、2×4、3×6 的矩阵中任意拖动，点击发声。可快速形成语句，实现各种日常替代性沟通功能，也可以用于形成训练教案，实现言语语言与沟通认知教学与训练；支持滑屏读句；支持锁屏滑动读图，方便自定义读句。 （3）言语构音功能支持：口部运动治疗（不少于 60 种）；下颌、唇、舌构音运动的康复训练；构音音位诱导、音位习得 / 获得、音位强化的康复训练。 主要技术指标： （1）内置沟通资源和预设课程。 （2）电容式触摸屏，多点触控。 （3）双摄像头：前置摄像头 30 万像素，后置摄像头 300 万像素。 （4）触摸面板尺寸：不小于 9.6 英寸，分辨率 1 280×800。	套	3	√				

2. 语言医疗康复

【康复对象】

语言医疗康复的对象是具有语言功能障碍的人群。语言功能障碍主要指由于智力发育迟缓、脑性瘫痪、孤独症、语言发育迟缓等原因所导致的语言发育迟缓或障碍。语言功能障碍的临床表现一般体现在以下五个方面。

（1）语言理解障碍：指儿童（或成人）在语言理解上特别困难。

（2）语言表达障碍：指儿童（或成人）的语言理解正常，但表达特别困难，且为无生理性缺陷所致的言语困难。

（3）语言理解和表达的混合性障碍：指儿童（或成人）能听到声音，但不解其意；能理解手势或姿势，能学习阅读，但不会表达。临床上主要表现为语言表达障碍。有些儿童迟迟不说话，有的说话明显少于同龄儿童；而成人则表现为不说话或很少说话。

（4）语言信息处理障碍：这类儿童（或成人）说话流利，但语言和认知内容非常肤浅，而且在语言交流中难以保持话题，他们只关注自己所选择的话题。

（5）语言韵律障碍：指儿童（或成人）能听会说，但说话时存在韵律失调，表现为语调、语速（节奏）、重读和重音等方面的异常。

言语和语言是个体学习、社会交往、个性发展的重要推动力。从广义上来说，言语和语言障碍又称为沟通和交流障碍。在学龄前儿童中，言语和语言障碍是最为常见的一个发育问题。有 7% ~ 10% 的儿童言语和语言的发育低于正常标准，其中 3% ~ 6% 的儿童有语言障碍，即语言理解或表达障碍，并影响日后的阅读和书写。学龄儿童的语言障碍远多于学龄前儿童。

【康复目标】

语言医疗康复主要是指改善、调整、预防不符合期望和不被接受的语言沟通行为，具体可分为以下四点。

（1）帮助儿童习得新的语言沟通知识或技能，改善和消除儿童在语言学习中存在的潜在问题，使儿童成为一个正常的语言学习者，并不再需要进一步的训练。

（2）使用与维持已习得的语言或沟通知识与技能。

（3）增强非语言、副语言、元语言技能等对语言能力的补充和配合，以此来改善儿童的语言障碍。

（4）最大限度地降低语言障碍对儿童生活的影响。

【康复设备】

表 3　语言医疗康复仪器设备配备标准

序号	名称	功能与规格	单位	数量	配备要求		执行标准	配备标准编号	备注
					基本	选配			
L2	语言医疗康复								
L2001	早期语言障碍评估设备	主要功能：进行前语言沟通技能、词语理解、词语命名、句子理解、句长模仿、句式仿说、主题对话能力的评估。 主要技术指标：谐波频率误差 ± 4%；基频实时响应速率 ≤ 6 ms；低通滤波共三挡，5 kHz、10 kHz、20 kHz，截止频率处衰减≥ 50 dB。	套	1	√		教育行业标准、医疗器械监督管理条例	JY/T 0405–2009	用于学前教育机构、小学低年级和康复机构
L2002	早期语言障碍干预（康复）设备	主要功能：用于对言语语言等电声信号进行检测、处理，辅助医疗教育康复机构对早期语言障碍患者进行康复训练；具有前语言唤醒、辅助沟通能力训练功能；可进行词语、词组、句子、短文等早期语言能力综合训练（认识、沟通、探索、认知训练），言语语言综合训练（声门闭合、言语声时、语言韵律训练）；采用单一被试技术对康复效果进行动态评估以及综合康复支持。	套	3	√		教育行业标准、医疗器械监督管理条例	JY/T 0405–2009	用于学前教育机构、小学低年级和康复机构

续表

序号	名称	功能与规格	单位	数量	配备要求		执行标准	配备标准编号	备注
					基本	选配			
L2	语言医疗康复								
L2002	早期语言障碍干预（康复）设备	主要技术指标：电声门图信号增益共三挡，−6 dB、0 dB、6 dB，误差 ± 1.0 dB；电声门图信号频响在 70 Hz ~ 500 Hz 频率范围内，−3 dB ~ 0 dB；电声门图信号静止噪声 ≤ 5 mV；言语信号谐波频率误差 ± 4%；言语基频实时响应速率 ≤ 6 ms；言语声音信号低通滤波共三挡，5 kHz、10 kH、20 kHz，截止频率处衰减 ≥ 50 dB。	套	3	√		教育行业标准、医疗器械监督管理条例	JY/T 0405–2009	用于学前教育机构、小学低年级和康复机构
L2003	言语语言综合训练设备	主要功能：用于辅助沟通能力、语言理解与表达能力、言语语言综合能力的评估与训练，采用单一被试技术对康复效果进行动态评估，进行综合康复支持。 主要技术指标：谐波频率误差 ± 4%；基频实时响应速率 ≤ 6 ms；低通滤波共三挡，5 kHz、10 kHz、20 kHz，截止频率处衰减 ≥ 50 dB。	套	3	√		医疗器械监督管理条例		用于学前教育机构、中小学和康复机构
L2004	辅助沟通训练仪	主要功能：用于辅助沟通能力的训练、利用主题教育进行言语功能辅助促进训练；语言康复效果监控模拟及综合康复支持。 主要技术指标：谐波频率误差 ± 4%；基频实时响应速率 ≤ 6 ms；低通滤波共三挡，5 kHz、10 kHz、20 kHz，截止频率处衰减 ≥ 50 dB。	套	1/人	√		医疗器械监督管理条例		用于学前教育机构、中小学和康复机构

续表

序号	名称	功能与规格	单位	数量	配备要求		执行标准	配备标准编号	备注
					基本	选配			
L2	语言医疗康复								
L2005	语言康复训练仪	主要功能：用于口部运动治疗、构音运动能力训练、构音语音功能训练、语音能力训练、重读训练、主题教育训练；语言康复效果监控模拟、综合康复支持。 主要技术指标：电声门图信号增益共三挡，−6 dB、0 dB、6 dB，误差 ± 1.0 dB；电声门图信号频响在 70 Hz ~ 500 Hz 频率范围内，−3 dB ~ 0 dB；电声门图信号静止噪声 ≤ 5 mV；言语信号谐波频率误差 ± 4%；言语基频实时响应速率 ≤ 6 ms；言语声音信号低通滤波共三挡，5 kHz、10 kHz、20 kHz，截止频率处衰减 ≥ 50 dB。	套	3	√		教育行业标准、医疗器械监督管理条例	JY/T 0404−32009	用于学前教育机构、中小学和康复机构
L2006	语言功能评估与训练用具	主要功能：具有语言功能评估功能，包括词语理解能力评估、词组理解能力评估、句子理解能力评估、短文理解能力评估；包含词、句、段的简单训练工具和教材。	套	3	√		教育行业标准	JY/T 0404−2009	用于学前教育机构、中小学和康复机构
L2007	语言治疗相关图书		册	若干	√				
L2008	语言康复学习机	主要功能：包含语言能力、沟通能力等方面的康复学习与训练软件，可以具有针对性地进行早期语言（词语、词组、句子、短文）能力、辅助沟通能力的训练，从而促进儿童语言沟通能力的提升与综合发展。具体如下。	套	3	√				

续表

序号	名称	功能与规格	单位	数量	配备要求		执行标准	配备标准编号	备注
					基本	选配			
L2	语言医疗康复								
L2008	语言康复学习机	（1）内置丰富的沟通符号：沟通符号按照符号属性和类别来区分，分为名词、动词、数量、水果、点心、饮料、主食、时间、课程、乐器、生活、室内活动、户外活动、常用物品、衣物、餐具、公共场所、交通、身体、天气、动物、昆虫、节日、情绪、社交技巧等类别。 （2）辅助沟通训练功能：可以在1×3、2×4、3×6的矩阵中任意拖动，点击发声。可快速形成语句，实现日常各种替代性沟通功能，也可以用于形成训练教案，实现言语语言与沟通认知教学与训练；支持滑屏读句；支持锁屏滑动读图，方便自定义读句。 （3）早期语言功能支持：包含词语的认识、探索、沟通、认知方面的早期语言能力训练，主要包括词语认知拓展训练（词的功能、特征、类别、概念匹配的训练）、词组的认识视听训练、句子的认识与认知训练（常见的四类句式训练）、短文的认识训练。 （4）失语症语言功能支持。 主要技术指标： （1）内置沟通资源和预设课程。 （2）电容式触摸屏，多点触控。 （3）双摄像头：前置摄像头30万像素，后置摄像头300万像素。 （4）触摸面板尺寸：不小于9.6英寸，分辨率1280×800。	套	3	√				

3. 听觉医疗康复

【康复对象】

听觉医疗康复的主要对象为听处理障碍人群，其临床表现一般体现在以下四个方面。

（1）听觉注意障碍。注意是心理活动或意识对一定对象的指向和集中。注意的集中方面比较差的人群，很难主动地将注意力集中在某些声音信号上，注意维持的时间短，在有噪声的环境中特别容易分心。具体表现为三个方面：① 在无意注意方面，能引起听处理障碍人群注意的听觉信号强度往往与听知觉正常人群的不同。听处理障碍人群有的是弱敏，声音需要达到一定强度才能引起他们注意；有的是超敏，水龙头放水的声音在他们听起来都如打雷一样。② 在有意注意方面，即使在被提醒的情况下，他们也无法将听觉注意力集中在聆听声音上。③ 在有意后注意方面，听觉注意力障碍人群注意的稳定性较差，对连续的、时间较长的语音与音乐信号表现出不耐烦，且辨识正确率下降明显。④ 在注意的分配与转移方面，他们很难根据任务需要将注意很快转移到另一任务上。⑤ 在注意的选择性方面，当处于嘈杂环境中时，很容易混淆相似的音。

（2）听觉识别障碍。识别是人脑对直接作用于感官的刺激物的个别属性的反映。障碍人群难以识别语音，学习汉语拼音困难。除正确率低之外，他们的视听反应时长也是正常人的两倍。此外，听觉与其他感觉，如视觉、动觉等的整合和分化速度比较慢。

（3）听觉记忆障碍。记忆是通过识记、保持、再现（再认、回忆）等方式，在人们的头脑中积累和保存个体经验的心理过程。运用信息加工的术语来表达，就是人脑对外界输入的信息进行编码、存储和提取的心理过程。障碍人群识记慢、遗忘快、再现不准、在瞬时记忆及短时记忆方面存在缺陷，无法或很少将瞬时记忆与短时记忆转化为长时记忆。记忆以机械记忆为主，有意义记忆为辅。这种机械记忆，往往将记忆材料整理为一个记忆模块，并将整个模块记下，就像照相机把物像全部拍摄下来一样。

（4）听觉理解障碍。听觉理解能力差，尤其是很难理解双条件、三条件以上的词语和短句。交谈时易误解他人的问话，答非所问，使交流无法顺利进行下去。

这些听处理障碍在智力发育迟缓、脑性瘫痪、孤独症、语言发育迟缓、言语障碍、听觉障碍、学习困难等脑部功能或听觉分析器官受损的障碍人群身上较为常见，因此，需要对他们进行听觉干预，提高他们的听觉功能。

【康复目标】

听觉医疗康复旨在提高听觉障碍人群的听觉注意力、听觉感知力、听觉记忆力和听觉理解力，促进其听觉功能以及言语语言能力的发展，提高其日常交流能力和社会适应力。

【康复设备】

表 4　听觉医疗康复仪器设备配备标准

序号	名称	功能与规格	单位	数量	配备要求		执行标准	配备标准编号	备注
					基本	选配			
H3	听觉医疗康复								
H3001	听觉障碍评估（测量）设备	主要功能：用于听觉康复评估。用于纯音、啭音、窄带噪声、滤波复合音等数据评估，自然环境声察知功能评估，听觉定向功能评估，语音、词语、词组、短句选择性听取功能评估；基于语音均衡条件下的听觉分辨、听觉识别训练；言语主频分析和助听效果模拟（0.25 Hz ~ 1 kHz、0.25 Hz ~ 2 kHz、0.25 Hz ~ 3 kHz、0.25 Hz ~ 4 kHz）；能产生主频特性明确的滤波复合测试音（0.25 Hz ~ 0.75 kHz、1 Hz ~ 2 kHz、2 Hz ~ 3 kHz、3 Hz ~ 4 kHz）。	台	1	√		教育行业标准、医疗器械监督管理条例	JY/T 0404—2009	用于学前教育机构、小学低年级和康复机构

续表

序号	名称	功能与规格	单位	数量	配备要求		执行标准	配备标准编号	备注
					基本	选配			
H3	听觉医疗康复								
H3002	听觉障碍康复训练设备	主要技术指标：谐波频率误差±4%；线性预测编码（简称LPC）实时响应速率≤45 ms；低通滤波共三挡，5 kHz、10 kHz、20 kHz，截止频率处衰减≥50 dB。 主要功能：具有主频特性明确的环境声、言语声的听觉察知训练，滤波复合音（0.25 Hz～0.75 kHz、1 Hz～2 kHz、2 Hz～3 kHz、3 Hz～4 kHz）的视听训练，超音段（时长、快慢、频率、强度、节奏）分辨条件下的精细和综合听觉分辨训练，助听效果模拟等功能；具有基于语音均衡式的音位对比条件下的音位识别训练和词语识别训练功能；具有词、句、段条件下的词语理解和短文理解的听觉理解训练功能。采用单一被试技术对康复效果进行动态评估，提供综合康复支持。 主要技术指标：谐波频率误差±4%；LPC实时响应速率≤45 ms；低通滤波共三挡，5 kHz、10 kHz、20 kHz，截止频率处衰减≥50 dB。	台	3	√		教育行业标准、医疗器械监督管理条例	JY/T 0404—2009	用于学前教育机构、小学低年级和康复机构
H3003	视听统合训练设备	主要功能：用于全频及滤波复合音的视听统合训练，选用正性、中性、负性音乐嵌入α波，与速写、镜像、卡通、虚幻视频画面效果相配合进行动态的视听统合训练，诱导大脑对听觉产生认识，唤起视听觉注意、视听觉兴趣。 主要技术指标：谐波频率误差±4%；LPC实时响应速率≤45 ms；低通滤波共三挡，5 kHz、10 kHz、20 kHz，截止频率处衰减≥50 dB。	台	1	√		教育行业标准、医疗器械监督管理条例	JY/T 0404—2009	用于学前教育机构、中小学和康复机构

续表

序号	名称	功能与规格	单位	数量	配备要求		执行标准	配备标准编号	备注
					基本	选配			
H3	听觉医疗康复								
H3004	听处理障碍评估与干预仪器	主要功能：具有听觉识别、听觉记忆、听觉理解能力评估与训练，以及可视序列诱导条件下的听觉注意力训练、听觉统合训练功能。采用单一被试技术对康复效果进行动态评估，提供综合康复支持。 主要技术指标：谐波频率误差 ± 4%；LPC 实时响应速率 ≤ 45 ms；低通滤波共三挡，5 kHz、10 kHz、20 kHz，截止频率处衰减 ≥ 50 dB。	台	1	√		教育行业标准、医疗器械监督管理条例	JY/T 0405—2009	用于学前教育机构、中小学和康复机构
H3005	听觉统合训练设备	主要功能：运用高频疗法、脱敏疗法、平衡疗法、脑电波诱导疗法和时频组合滤波等干预技术进行听觉统合训练。采用单一被试技术对听觉统合训练效果进行全程监控，提供综合康复支持。 主要技术指标：谐波频率误差 ± 4%；LPC 实时响应速率 ≤ 45 ms；低通滤波共三挡，5 kHz、10 kHz、20 kHz，截止频率处衰减 ≥ 50 dB。	台	3	√		医疗器械监督管理条例		用于学前教育机构、中小学和康复机构
H3006	听觉评估与训练用具	主要功能：具有听觉能力评估及训练功能，包括简单的超音段分辨，简单的语音均衡与音位对比识别，简单的词、句、段理解。	套	1	√				用于学前教育机构、中小学和康复机构
H3007	听觉语音训练器	主要功能：具有词、句、段条件下的听觉理解能力训练和言语沟通辅助功能。	套	1	√		教育行业标准	JY/T 0404—2009	用于学前教育机构、中小学和康复机构

续表

序号	名称	功能与规格	单位	数量	配备要求		执行标准	配备标准编号	备注
					基本	选配			
H3	听觉医疗康复								
H3008	口吃听觉反馈治疗仪	主要功能：利用延时听觉反馈的技术，改善用户的言语流畅性。 主要技术指标：延时 50 ms ~ 300 ms 。	台	1		√	教育行业标准		用于学前教育机构、中小学和康复机构
H3009	便携式听力筛查仪	主要功能：用于听力筛查、分析，提供听觉康复评价标准。 主要技术指标：频率范围 500 Hz、1 kHz、2 kHz、3 kHz、4 kHz；纯音信号准确度误差 ± 3%；纯音信号总谐波失真 ≤ 3%。	台	1	√		教育行业标准	JY/T 0404-2009	用于学前教育机构、中小学和康复机构
H3010	听觉治疗相关图书		册	若干	√				
H3011	听觉康复学习机	主要功能：可进行听觉统合训练，用于情绪行为障碍、孤独症、注意力缺陷与多动障碍的康复。 （1）听觉脱敏训练：通过系统脱敏法帮助患者减轻听觉过敏，矫正听觉系统的声音处理失调现象，同时稳定情绪行为，减轻因为听觉过敏带来的烦躁、失眠、耳鸣、耳痛等。 （2）双耳平衡训练：针对中枢听处理障碍患者的双耳听觉失调问题，通过平衡治疗提高其平衡能力，同时进一步稳定其情绪。	套	3	√				

续表

序号	名称	功能与规格	单位	数量	配备要求		执行标准	配备标准编号	备注
					基本	选配			
H3	听觉医疗康复								
H3011	听觉康复学习机	（3）情绪行为干预：运用高频治疗法，让使用者通过聆听经过特殊滤波处理的音乐声来刺激相关的听神经，声音信号通过听神经纤维传导至丘脑和大脑皮质，大脑机体产生自主反应，从而调节使用者的情绪状态，减少其不良行为，改善其听觉失调状况。 （4）自定义训练模式：可自由选择滤波器种类、滤波参数、训练段数、时长、增益等，达到个性化的训练效果。 主要技术指标： （1）内置预设课程。 （2）电容式触摸屏，多点触控。 （3）双摄像头：前置摄像头 30 万像素，后置摄像头 300 万像素。 （4）触摸面板尺寸不小于 9.6 英寸，分辨率 1 280×800。	套	3	√				

4. 音乐治疗

【治疗对象】

音乐治疗的对象可遍及儿童、青春期、成年、老年等年龄阶段的人群。对于存在智力发育迟缓、孤独症、多动症、唐氏综合征及情绪障碍、脑性瘫痪、语言发育迟缓、儿童学习障碍、认知障碍、精神疾病、感知觉障碍等各类障碍的特殊人群有着显著疗效。

可视音乐治疗的干预对象与音乐治疗的干预对象相仿，对生理、心理障碍者均有着积极的效果，其中对于情绪障碍、行为障碍、心理障碍、精神障碍、孤独症、智力发育迟缓、学习困难等类型的特殊学生有着尤为显著的疗效。

【治疗目标】

（1）改善康复对象的生理和心理指标；（2）建立一种非语言的沟通渠道；（3）增加感官、知觉、肢体动作的刺激与训练；（4）提高注意力；（5）提升自信；（6）提升自我价值感；（7）增加人际互动；（8）发展语言表达能力；（9）发展认知能力。

【治疗设备】

表 5　音乐治疗仪器设备配备标准

序号	名称	功能与规格	单位	数量	配备要求		执行标准	配备标准编号	备注
					基本	选配			
M4	音乐治疗								
M4001	音响		套	1	√		教育行业标准	JY/T 0405–2009	
M4002	钢琴		架	1	√		教育行业标准	JY/T 0405–2009	
M4003	电子琴		台	1	√		教育行业标准	JY/T 0405–2009	

续表

序号	名称	功能与规格	单位	数量	配备要求		执行标准	配备标准编号	备注
					基本	选配			
M4	音乐治疗								
M4004	吉他		把	1	√		教育行业标准	JY/T 0405–2009	
M4005	奥尔夫教学乐器		套	1	√		教育行业标准	JY/T 0405–2009	
M4006	可视音乐与情绪行为干预仪	主要功能：通过正性、中性、负性音乐进行诱导，脑电波α嵌入音乐，并将现实和速写、镜像、卡通、虚幻、三基色、滚屏、浮雕、龟裂、彩笔、频谱视频画面效果相结合进行训练。 主要技术指标：音乐信号频率误差≤±4%；低通滤波共三挡，5 kHz、10 kHz、20 kHz，截止频率处衰减≥50 dB。	套	3	√		教育行业标准、医疗器械监督管理条例	JY/T 0405–2009	用于学前教育机构、中小学和康复机构
M4007	音乐治疗相关图书		册	若干	√				

5. 心理康复

【康复对象】

有心理和行为障碍的特殊人群，如智力发育迟缓、脑性瘫痪、孤独症、语言发育迟缓等障碍群体。

【康复目标】

心理康复旨在帮助特殊人群恢复功能、克服障碍，以较健康的心态学习、生活并平等地参与社会生活。

主要包含以下几个方面：（1）进行心理干预和康复训练，帮助障碍人群激发潜能，补偿发展，减轻或消除心理和行为问题，并掌握一定的生活自理技能。（2）针对因身体或心理问题而出现的人格变化进行心理干预，使康复对象能够面对现实和未来发展。（3）针对因障碍（如移动困难、智力发育迟缓或语言障碍等）而产生的情绪和其他心理问题进行疏导，使其保持心理健康。

【康复设备】

表 6　心理康复仪器设备配备标准

序号	名称	功能与规格	单位	数量	配备要求		执行标准	配备标准编号	备注
					基本	选配			
P5	心理康复								
P5001	心理测量评估与训练系统	主要功能：具有档案管理、量表测量等功能，且能提供咨询辅导、训练调节、综合报告、统计分析等网络化服务。	套	1	√		教育行业标准	JY/T 0405–2009	用于学前教育机构、中小学和康复机构
P5002	心语调节与干预系统	主要功能：针对孤独症人群的情绪行为和社会交往两大核心障碍，提供情绪调节、语言沟通和社会适应等相关领域的综合康复训练专用教室。可提供的干预和训练内容包括情绪调控干预、可视音乐视听统合训练、沟通能力评估与训练、动作模仿能力训练、沟通辅具运用、社交实景交互训练及综合康复支持。	间	1	√				用于学前教育机构、中小学和康复机构

续表

序号	名称	功能与规格	单位	数量	配备要求		执行标准	配备标准编号	备注
					基本	选配			
P5	心理康复								
P5003	自闭症与多动障碍干预设备	主要功能：提供视觉唤醒、情绪调节诱导、情绪认知和情绪体验、行为干预、早期语言沟通、认知支持服务，能根据孤独症评估量表提供个别化的康复建议和综合康复支持。 主要技术指标：信号频率误差≤±4%；低通滤波共三挡，5 kHz、10 kHz、20 kHz，截止频率处衰减≥50 dB。	套	3	√		医疗器械监督管理条例		用于学前教育机构、中小学和康复机构
P5004	情绪与行为干预设备	主要功能：提供生活自理、行为矫正、交往技能训练，通过感知、体验不同情绪进行情绪认知训练，通过模仿表达、情境表达、自由表达进行情绪表达训练，通过初级生理调节和初级行为调节进行情绪内部调控的训练；利用单一被试技术对康复训练效果进行动态评估和全程监控，提供综合康复支持。 主要技术指标：信号频率误差≤±4%；低通滤波共三挡，5 kHz、10 kHz、20 kHz，截止频率处衰减≥50 dB。	套	3	√		医疗器械监督管理条例		用于学前教育机构、中小学和康复机构
P5005	箱庭治疗设备	主要功能：运用非语言的交流工具洞察患者内心的真实世界，进而了解其内心情感与情绪的真实状况，在游戏过程中达到创伤愈合的效果。 主要技术指标： （1）可对沙盘训练图片、视频以及文字资料进行分类管理；可以进行连续性对比观察分析；包含常见的沙具样图及配置明细，以方便沙盘治疗工作的开展。 （2）康复云点卡：提供康复云服务，在线康复服务价值不低于500云币，并可在线使用不少于12个社交行为课程、7个生活适应课程，以及63个认知学习课程资源。	套	1	√		教育行业标准		用于学前教育机构、中小学和康复机构

续表

序号	名称	功能与规格	单位	数量	配备要求		执行标准	配备标准编号	备注
					基本	选配			
P5	心理康复								
P5006	心理康复相关图书		册	50	√		教育行业标准		用于学前教育机构、中小学和康复机构
P5007	无障碍心理放松减压系统	主要功能：通过对人体即时生理指标的采集及分析，量身制订放松方案，并全程评估放松效果。利用音乐放松人体情绪的同时，辅以音乐随动按摩、红外线加热、安神磁疗等，在多种放松疗法共同作用下，进行有效的呼吸训练、肌肉放松训练、意向放松训练和催眠放松训练等，达到放松减压的效果。 主要技术指标： （1）音乐放松椅：金属传动装置，人体工程学外形，全电动，手持线控收缩折叠，海绵内衬。座宽约 56 cm，座深约 50 cm，背高约 66 cm，椅高约 47 cm。 （2）生理传感器：USB 接口，可采集心率变异性、压力指数、脉搏等生理指数。 （3）智能音乐治疗软件：3 种放松训练类型、2 种音频、5 种放松音乐种类及放松环境、2 种随动方式及 2 种辅助催眠方式。 （4）钟摆式、螺旋式催眠仪。 （5）口部构音语音信号处理器：当输入信号频率在声带振动频率 100 Hz ~ 700 Hz 范围内时，信号衰减 $\leq \pm 1.0$ dB；截止频率 5.5 kHz 处，衰减 ≥ 50 dB；静止噪声 ≤ 1 mV。	套	1	√				用于学前教育机构、中小学和康复机构

续表

序号	名称	功能与规格	单位	数量	配备要求		执行标准	配备标准编号	备注
					基本	选配			
P5	心理康复								
P5008	情绪释放系统	主要功能：根据智能压力评估的数据，综合评估击打的状态、形式、力量和速度，自主选择个性化宣泄引导语，引导不良情绪的宣泄，促进内心压力的释放，让每一位宣泄者都能得到最佳的正向情绪宣泄。系统智能控制火焰灯的燃烧状态可实时反馈宣泄效果。 主要技术指标： （1）宣泄靶：直径约 40 cm，海绵材质，牛皮外包。最大可承受 350 kg 击打力。 （2）16 路 LED 发光组件，可模拟火焰燃烧效果。 （3）宣泄主题控制器：提供主题选择平台，尺寸约 110 cm×42 cm×22 cm。 （4）工作状态 LED 标示灯。 （5）主机柜尺寸：约 190 cm×98 cm×24 cm。 （6）康复云点卡：提供康复云服务，在线康复服务价值不低于 500 云币，并可在线使用不少于 12 个社交行为课程、7 个生活适应课程，以及 63 个认知学习课程资源。	套	1	√				用于学前教育机构、中小学和康复机构

续表

序号	名称	功能与规格	单位	数量	配备要求		执行标准	配备标准编号	备注
					基本	选配			
P5	心理康复								
P5009	无障碍情绪宣泄系统	主要功能：采用呐喊的行为方式转移注意力，快速宣泄负面情绪，同时最大限度地保护宣泄者。智能化人机互动，自助式宣泄主题控制处理中心智能提取对应疏导语，保证宣泄者每次宣泄时的心理调节语、正向激励语随机且不重复。 主要技术指标： （1）语音传感器：采集声音，感应声音强弱，最大呐喊分贝 250 dB。 （2）主机柜尺寸：约 190 cm×98 cm×24 cm。 （3）27 路双侧动态 LED 发光灯条，可变换不少于 8 种色彩。 （4）宣泄主题控制器：提供主题选择平台，尺寸约 110 cm×42 cm×22 cm。 （5）口部构音语音信号处理器：当输入信号频率在声带振动频率 100 Hz ~ 700 Hz 范围内时，信号衰减≤ ± 1.0 dB；截止频率 5.5 kHz 处，衰减≥ 50 dB；静止噪声≤ 1 mV。	套	1	√				用于学前教育机构、中小学和康复机构

续表

序号	名称	功能与规格	单位	数量	配备要求		执行标准	配备标准编号	备注
					基本	选配			
P5	心理康复								
P5010	积极心理引导设备	主要功能：对训练者呐喊强度、音量大小进行判断分析，实时评估呐喊强度 / 频率，对训练者的训练行为进行评价反馈。帮助训练者转变错误观念，建立理性思维，通过持续的正向强化来不断自我激励，塑造积极心态，建立自信心。 主要技术指标： （1）主体上层高约 71 cm，下层高约 74 cm，金属支架，环保材料，天使形象。 （2）口部构音语音信号处理器：当输入信号频率在声带振动频率 100 Hz ~ 700 Hz 范围内时，信号衰减 ≤ ± 1.0 dB；截止频率 5.5 kHz 处，衰减 ≥ 50 dB；静止噪声 ≤ 1 mV。	套	1	√				用于学前教育机构、中小学和康复机构
P5011	无障碍认知调节设备	主要功能：通过“赞美—提问—回答”模式，主动输出正向引导激励语，并通过语音系统和拥抱的形式与使用者进行亲切的对话沟通，让使用者感受到悉心的关怀和激励。在爱心抱抱人的正向引导下，感受积极能量，有效调整认知，从而改变和完善人格。 主要技术指标： （1）主体身高约 170 cm，肩宽约 95 cm，厚约 30 cm，海绵填充，圣诞老人外观。 （2）口部构音语音信号处理器：当输入信号频率在声带振动频率 100 Hz ~ 700 Hz 范围内时，信号衰减 ≤ ± 1.0 dB；截止频率 5.5 kHz 处，衰减 ≥ 50 dB；静止噪声 ≤ 1 mV。	套	1	√				用于学前教育机构、中小学和康复机构

续表

序号	名称	功能与规格	单位	数量	配备要求		执行标准	配备标准编号	备注
					基本	选配			
P5	心理康复								
P5012	心理素质强化训练系统	主要功能：可对学习方法、学习次数、单项场景等内容进行自由组合并开展训练，提高使用对象心理素质和抗压抗挫能力，增强其自控力；让使用对象在现实生活中遇到压力、紧张等身心不适时，也能主动运用掌握的方法有效调节自己的身心平衡。 主要技术指标： （1）身心反馈放松椅：全电动，手持线控收缩折叠，海绵内衬。座宽约 60 cm，座深约 50 cm，背高约 66 cm，椅高约 47 cm。 （2）智能生理传感器：采集人体多项生理指标，包括脉搏、心率变异性等。 （3）身心反馈训练软件：5 大类 16 种训练方法，提供真人动作演示、语音指导、文字解析，内含 4 项单项场景。 （4）康复云点卡：提供康复云服务，在线康复服务价值不低于 500 云币，可在线使用不少于 12 个社交行为课程、7 个生活适应课程，以及 63 个认知学习课程资源。	套	1	√				用于学前教育机构、中小学和康复机构

续表

序号	名称	功能与规格	单位	数量	配备要求		执行标准	配备标准编号	备注
					基本	选配			
P5	心理康复								
P5013	无障碍团体心理辅导工具	主要功能：促进团体的互动交流与思考，帮助个体获得成长与提升。 主要技术指标： （1）包含8大活动主题：环境适应、沟通交往、自我意识、职业生涯、情绪调节、时间管理等。 （2）活动方案不少于50个，活动道具不少于50种435个。 （3）康复云点卡：提供康复云服务，在线康复服务价值不低于500云币，可在线使用不少于12个社交行为课程、7个生活适应课程，以及63个认知学习课程资源。	套	1	√				用于学前教育机构、中小学和康复机构
P5014	潜能开发训练系统	主要功能：用于早期教育，进行视、听、运动等神经功能的早期训练，以及记忆、观察、空间感知、逻辑思维等各方面能力的综合训练。 主要技术指标： （1）包含注意力训练、记忆力训练、手—眼—脑协调训练、空间知觉训练、逻辑思维能力训练。 （2）康复云点卡：提供康复云服务，在线康复服务价值不低于500云币，可在线使用不少于12个社交行为课程、7个生活适应课程，以及63个认知学习课程资源。	套	10	√				用于学前教育机构、中小学和康复机构

6. 认知康复

【康复对象】

认知康复的对象主要是由于智力发育迟缓、脑性瘫痪、孤独症、语言发育迟缓等原因所导致的认知发育迟缓和认知障碍人群。认知发育迟缓是指认知发展遵循正常的顺序，但速度较慢。认知障碍是指认知发展偏离了正常的顺序，或者认知某一方面或几方面明显有异于正常人群。

认知障碍主要表现在以下几个方面。

（1）注意力障碍：很难对游戏或任务保持注意力，经常无法集中注意听别人讲话，不喜欢或不愿意投入需要持久注意的活动，易受无关刺激干扰。

（2）观察力障碍：观察不细致，经常丢三落四，观察没有一定的顺序，看到哪里算哪里，观察效果差。

（3）记忆力障碍：记忆缺乏明确目的，识记速度缓慢，工作记忆容量小，保持不牢固，再现不精确，不会使用记忆策略。

（4）推理能力不足：思维机械刻板，缺乏分析、推理能力，难以同时从两个维度对事物进行加工。

（5）元认知能力低下：对认知活动缺乏良好的计划、监控与评价能力等。

【康复目标】

认知康复旨在提高障碍人群的注意力、观察力、记忆力、推理能力、元认知能力等多方面的认知能力，使其认知能力得到最大化的补偿与发展。

【康复设备】

表 7　认知康复仪器设备配备标准

序号	名称	功能与规格	单位	数量	配备要求		执行标准	配备标准编号	备注
					基本	选配			
R6	认知康复								
R6001	认知能力的测试与评估设备	主要功能：对感知觉能力、注意能力、观察能力、记忆能力、思维能力（推理能力）进行评估，评估内容包括空间次序、动作序列、目标辨认、图形推理、逻辑类比；采用单一被试技术对康复效果进行动态评估，提供综合康复支持。 主要技术指标：信号频率误差≤±4%；低通滤波共三挡，5 kHz、10 kHz、20 kHz，截止频率处衰减≥50 dB。	套	1	√		教育行业标准、医疗器械监督管理条例	JY/T 0404–2009 JY/T 0405–2009	用于学前教育机构、中小学和康复机构
R6002	认知能力训练设备	主要功能：进行感知觉、注意、观察、记忆、思维（推理）能力训练，训练内容包括注意力、观察力、记忆力、数字认知、图形认知、序列认知、异类鉴别、同类匹配八个项目；采用单一被试技术对康复效果进行动态评估，提供综合康复支持。 主要技术指标：信号频率误差≤±4%；低通滤波共三挡，5 kHz、10 kHz、20 kHz，截止频率处衰减≥50 dB。	套	3	√		教育行业标准、医疗器械监督管理条例	JY/T 0404–2009 JY/T 0405–2009	用于中小学和康复机构
R6003	语言认知能力测试（评估）设备	主要功能：对感知觉能力、注意能力、观察能力、记忆能力、思维能力（推理能力）进行评估，评估内容包括五项认知能力测验（具有常模）——数字推理评估、图形推理评估、异类鉴别评估、情景认知评估、记忆策略评估；采用单一被试技术对康复效果进行动态评估，提供综合康复支持。 主要技术指标：信号频率误差≤±4%；低通滤波共三挡，5 kHz、10 kHz、20 kHz，截止频率处衰减≥50 dB。	套	1	√		教育行业标准、医疗器械监督管理条例		用于学前教育机构、中小学和康复机构

续表

序号	名称	功能与规格	单位	数量	配备要求		执行标准	配备标准编号	备注
					基本	选配			
R6	认知康复								
R6004	语言认知能力训练设备	主要功能：对感知觉、注意、观察、记忆、思维（推理）能力进行针对性训练；采用单一被试技术对康复效果进行动态评估，提供综合康复支持。 主要技术指标：信号频率误差≤±4%；低通滤波共三挡，5 kHz、10 kHz、20 kHz，截止频率处衰减≥50 dB。	套	3	√		教育行业标准、医疗器械监督管理条例		用于学前教育机构、中小学和康复机构
R6005	早期干预卡片		套	2	√		教育行业标准	JY/T 0405–2009	用于学前教育机构、中小学和康复机构
R6006	蒙台梭利教具		套	1	√		教育行业标准	JY/T 0404–2009	用于学前教育机构、中小学和康复机构
R6007	认知干预操作用具	主要功能：视动统整、手眼协调等能力的训练。	套	1	√		教育行业标准	JY/T 0405–2009	用于学前教育机构、中小学和康复机构
R6008	认知干预相关图书		册	若干	√		教育行业标准		用于学前教育机构、中小学和康复机构

续表

序号	名称	功能与规格	单位	数量	配备要求		执行标准	配备标准编号	备注
					基本	选配			
R6	认知康复								
R6009	认知康复学习机	主要功能：包含认知、辅助沟通等方面的学习与训练软件，可有针对性地进行认知训练、辅助沟通训练，从而促进康复对象语言、认知、沟通能力的提升与综合发展。 （1）内置丰富的沟通符号：沟通符号按照符号属性和类别来区分，分为名词、动词、数量、水果、点心、饮料、主食、时间、课程、乐器、生活、室内活动、户外活动、常用物品、衣物、餐具、公共场所、交通、身体、天气、动物、昆虫、节日、情绪、社交技巧等类别。 （2）辅助沟通训练功能：可以在 1×3、2×4、3×6 的矩阵中任意拖动，点击发声。可快速形成语句，实现日常各种替代性沟通功能，也可以用于形成训练教案，实现言语语言与沟通训练、认知教学与训练；支持滑屏读句；支持锁屏滑动读图，方便自定义读句。 （3）认知训练：包含注意力、观察力、记忆力、数字认知、图形认知、序列认知、异类鉴别和同类匹配等方面的康复训练。 主要技术指标： （1）内置沟通资源和预设课程。 （2）电容式触摸屏，多点触控。 （3）双摄像头：前置摄像头 30 万像素，后置摄像头 300 万像素。 （4）触摸面板尺寸不小于 9.6 英寸，分辨率 1 280×800。	套	3	√				

7. 运动康复

【康复对象】

运动康复的对象主要是有运动障碍的人群，包括智力发育迟缓、脑性瘫痪、孤独症、语言发育迟缓并伴有运动障碍的人群。运动障碍包括粗大运动障碍和精细运动障碍，粗大运动障碍主要体现在以下方面：躯体或四肢大运动障碍或不能完全完成大运动，如弯腰困难、歪颈、驼背、脊柱侧弯、上肢或下肢大关节僵硬、关节活动范围小、足下垂、足内翻或外翻、肌力过低或亢进等。

【康复目标】

运动康复旨在通过徒手或借助器械设备增加康复对象肌肉的力量，提高关节活动的灵活度，增强运动的协调性，改善机体的平衡等，从而使障碍人群的各种大运动功能得到康复。通过作业治疗帮助因躯体障碍、精神疾患或发育障碍造成的暂时性或永久性残障者，最大限度地改善与提高他们的自理、工作及休闲娱乐等日常生活能力，帮助他们提高生活质量，回归家庭与社会。

【康复设备】

表 8　运动康复仪器设备配备标准

序号	名称	功能与规格	单位	数量	配备要求		执行标准	配备标准编号	备注
					基本	选配			
Y7	运动康复								
Y7001	运动功能评估与康复训练设备	主要功能：用于肌力异常、姿势控制异常、平衡功能异常、动作协调性异常等运动功能障碍的评估与训练。进行运动功能（平衡功能、肌张力、肌力及关节活动度）评估、运动功能（平衡功能、上肢肌力及肌耐力、下肢肌力、手眼协调、跳蹲能力）训练；采用单一被试技术对康复效果进行动态评估，提供综合康复支持。 主要技术指标：系统软件的功能与质量要求应符合 GB/T 25000.51 国家标准。	套	1	√				用于学前教育机构、中小学和康复机构
Y7002	情景互动训练系统	主要功能：用于肌张力控制、姿势控制、平衡功能、动作协调性等情景互动训练。 主要技术指标：系统软件的功能与质量要求应符合 GB/T 25000.51 国家标准。	套	3	√				用于学前教育机构、中小学和康复机构
Y7003	静态平衡设备	主要功能：用于静态平衡功能的评估与训练。 主要技术指标：系统软件的功能与质量要求应符合 GB/T 25000.51 国家标准。	套	1	√				用于学前教育机构、中小学和康复机构
Y7004	下肢功率车	主要功能：用于下肢关节活动、肌力及协调功能训练。	套	1	√				用于学前教育机构、中小学和康复机构

续表

序号	名称	功能与规格	单位	数量	配备要求		执行标准	配备标准编号	备注
					基本	选配			
Y7	运动康复								
Y7005	减重步态训练器	主要功能：通过吊带控制，根据需要减轻患者步行中下肢的承重量，保证行走安全，进行步态功能训练。	套	1		√			用于学前教育机构、中小学和康复机构
Y7006	坐姿矫正椅	主要功能：帮助脑瘫患儿进行坐位保持、坐位平衡训练，矫正姿势、防止和治疗畸形。 主要技术指标：配备口部构音语音信号处理器。当输入信号频率在声带振动频率 100 Hz ~ 700 Hz 范围内时，信号衰减为 $\leqslant \pm 1.0$ dB；截止频率 5.5 kHz 处，衰减 $\geqslant 50$ dB；静止噪声 $\leqslant 1$ mV。	套	1	√				用于学前教育机构、中小学和康复机构
Y7007	儿童站立架（电动）	主要功能：帮助下肢瘫痪者进行站立训练。 主要技术指标：220 V、60 Hz，手控器液晶显示，可设置训练时间、角度，能实时监测心率。	套	1	√				用于学前教育机构、中小学和康复机构
Y7008	可调式沙磨板及附件	主要功能：进行上肢肌力协调活动能力和关节活动度的作业训练。	套	1	√				用于学前教育机构、中小学和康复机构
Y7009	儿童肋木	主要功能：借助肋木进行上下肢关节活动范围和肌力训练、坐站立训练、平衡训练及躯干的牵伸训练。	套	1	√				用于学前教育机构、中小学和康复机构

续表

序号	名称	功能与规格	单位	数量	配备要求		执行标准	配备标准编号	备注
					基本	选配			
Y7	运动康复								
Y7010	儿童蹦跳器	主要功能：训练下肢肌力及平衡能力。	套	1	√				用于学前教育机构、中小学和康复机构
Y7011	引导式训练组合	主要功能：综合训练儿童平衡能力与协调性。	套	1	√				用于学前教育机构、中小学和康复机构
Y7012	儿童平行杠	主要功能：借助上肢帮助进行步态训练，矫正行走中的足外翻、髋关节外展，提高行走的稳定性。	套	1	√				用于学前教育机构、中小学和康复机构
Y7013	儿童训练用阶梯	主要功能：帮助患者恢复日常上下楼功能。	套	1		√			用于学前教育机构、中小学和康复机构
Y7014	儿童液压踏步器	主要功能：下肢关节活动度及肌力训练。	套	1		√			用于学前教育机构、中小学和康复机构

续表

序号	名称	功能与规格	单位	数量	配备要求		执行标准	配备 标准编号	备注
					基本	选配			
Y7	运动康复								
Y7015	电动起立床	主要功能：用于偏瘫、截瘫及其他重症患者恢复训练时的站立训练。 主要技术指标：220 V、60 Hz，手控器液晶显示，可设置训练时间、角度，能实时监测心率。	套	1		√			用于学前教育机构、中小学和康复机构
Y7016	髋关节训练器	主要功能：髋关节外展、内收肌力训练。	套	1	√				用于学前教育机构、中小学和康复机构
Y7017	踝关节训练器	主要功能：用于踝关节屈伸功能障碍者，可进行主动和被动训练。	套	1	√				用于学前教育机构、中小学和康复机构
Y7018	感觉统合训练器材	主要功能：促进动作技能的成熟发展，使用户逐渐将平时的训练整合成完整系统的动作，提高身体平衡及协调能力。	批	1	√				用于学前教育机构、中小学和康复机构
Y7019	物理治疗训练器材	主要功能：通过电、光、声、磁、冷、热、水、力等物理因子或其他辅助方法来恢复、改善或重建躯体功能。	批	1	√				用于学前教育机构、中小学和康复机构

（三）教育康复（特殊教育）行业专用教室配备标准

表 9　教育康复（特殊教育）行业专用教室配备标准

序号	名称	功能与规格	单位	数量	配备要求		执行标准	配备标准编号	备注
					基本	选配			
J1	专用教室								
J1001	多感官教室	主要功能：用于智障、脑瘫、情绪与行为障碍、孤独症、注意力缺陷与多动障碍群体的视觉、听觉、触觉、嗅觉、味觉等功能的感官训练，利用多媒体技术和统合训练康复技术进行视听觉统合训练、前庭觉统合训练和本体觉统合训练，开展情绪与行为干预、主题认知教育、辅助沟通训练等综合康复活动。 **（一）多媒体多感官统合训练系统** （1）训练主控制系统：支持多感官训练装置稳定安全运行，不干扰用户控制训练室内的大部分设备，同时将设备有效地与多媒体素材联动。 （2）视觉训练模块：通过控制灯光元器件实现对视觉障碍、情绪行为障碍者的康复治疗，利用泡泡管（单向泡泡管、双向泡泡管）、幻彩波波池、荧光彩帘、频率星空、动感彩轮、荧光面板、无尽深度发生器模块，进行视觉追踪与运动判断、颜色视觉与色觉判断、视觉追踪与空间判断、立体视觉与空间判断、形状视觉与形状判断的训练。	间	1	√		教育行业标准、医疗器械监督管理条例		用于学前教育机构、中小学和康复机构

续表

序号	名称	功能与规格	单位	数量	配备要求		执行标准	配备标准编号	备注
					基本	选配			
J1	专用教室								
J1001	多感官教室	（3）听觉训练模块：通过控制音效元器件实现对听觉障碍、情绪行为障碍者的康复治疗，利用按拍声墙模块进行不同频率环境声、言语声和音乐声感知训练，音乐节奏和音高聆听训练，音乐音色和旋律聆听训练，提供听觉感官和多媒体听觉同步体验刺激，实现听觉感知和分辨训练。按拍声墙模块包含 12 幅图片以及对应的 12 个按钮，用户在康复师或教师的指导下，按动自己喜欢的图片下方的按钮，投影仪就会播放与图片内容对应的视频和音频素材，主要功能是音调感知训练、响度感知训练、节奏感知训练。 （4）嗅觉训练模块：通过控制气味元器件实现对嗅觉、情绪行为障碍患者的康复治疗，利用嗅觉训练器模块进行嗅觉感知、嗅觉分辨、嗅觉记忆训练。嗅觉训练器与各种气味的香油一起使用，用户按动设备上的按钮，对应的预置气味就会散发出来，刺激用户的嗅觉，从而实现嗅觉感知、气味辨别等训练。 （5）触觉训练模块：通过控制体感反馈元器件实现对触觉、情绪行为障碍者的康复治疗，利用风力发生器、手部触觉训练套装、足部触觉训练套装模块进行触觉感知、触觉分辨、触觉定位训练，通过触摸墙进行不同材质、不同纹理的辨别训练。	间	1	√		教育行业标准、医疗器械监督管理条例		用于学前教育机构、中小学和康复机构

续表

序号	名称	功能与规格	单位	数量	配备要求		执行标准	配备标准编号	备注
					基本	选配			
J1	专用教室								
J1001	多感官教室	**（二）多感官统合训练系统** 1. 基础感觉统合训练模块 借助感觉统合器材促进动作技能的成熟发展，使患者逐渐把平时的训练整合成完整系统的动作，并提高身体平衡及协调能力，包含爬行类、平衡类、滑行类、摇晃类、旋转类感觉统合器材。 2. 多感官统合训练模块 （1）视觉统合训练：借助视觉统合训练器模块开展可视脑电波诱导训练、虚拟环境训练。 （2）听觉统合训练：听觉统合训练器模块主要用于矫正听觉系统对声音处理失调的现象，刺激脑部活动，改善患者的语言听处理障碍、情绪行为异常和情绪失控。可开展高频音乐治疗、脱敏治疗、平衡治疗、脑电波诱导治疗。 （3）视听统合训练：利用视听统合训练器模块营造训练环境、进行视觉统合训练。通过多重感官刺激，起到唤醒、催进、激励、抚慰、宣泄等精神心理方面的作用，获得药物和人际交流达不到的效果，最大限度地发掘人的潜能。 **（三）多媒体多感官统合与综合康复训练软件** 可开展主题教育式视觉、听觉、嗅觉、触觉、感觉统合、情绪行为能力的测评与训练，包括启蒙篇、基础篇、提高篇。	间	1	√		教育行业标准、医疗器械监督管理条例		用于学前教育机构、中小学和康复机构

续表

序号	名称	功能与规格	单位	数量	配备要求		执行标准	配备标准编号	备注
					基本	选配			
J1	专用教室								
J1001	多感官教室	**（四）情绪与行为干预仪** 情绪与行为干预仪包括视觉唤醒、行为干预、认知支持和采用单一被试技术对康复训练效果进行动态评估与全程监控四个部分。配有台车、专用主机、单向型专业话筒、单通道低通滤波器、专用有源音箱、显示器、打印机、情绪与行为干预仪专用软件包等。 主要技术指标：谐波频率误差 ± 4%；灯光光闪阈灵敏度 ≥ 50 dB。	间	1	√		教育行业标准、医疗器械监督管理条例		用于学前教育机构、中小学和康复机构
J1002	心语教室	基于孤独症谱系的情绪行为和社会交往两大核心障碍，结合语音信号处理、虚拟现实、脑电波诱导等现代化康复技术，以情绪调节、语言沟通和社会适应等相关能力为干预内容，进行综合康复训练。 **（一）情绪与行为调节系统** 情绪调控干预模块主要有两个用途：一是用于患者情绪失控时的危机处理，予以及时安抚；二是在患者情绪低落无法进行正常学习时，对其进行情绪激活。以独立区间的形式，营造安静、充满安全感的氛围，安抚患者的激动情绪，使其放松身心，消除焦虑与紧张感，令情绪恢复至平稳状态；或是通过声音反馈、视听觉统合等正性刺激，激活患者情绪，使其进入学习状态。配置设施包括音乐按摩椅、情绪宣泄箱、小鱼快跑游戏箱、荧光画板、视听觉统合训练器、包裹毯等。	间	1	√		教育行业标准、医疗器械监督管理条例		用于学前教育机构、中小学和康复机构

续表

序号	名称	功能与规格	单位	数量	配备要求		执行标准	配备标准编号	备注
					基本	选配			
J1	专用教室								
J1002	心语教室	**（二）可视音乐与情绪行为干预仪** 1. 主要用途 为感觉统合障碍、情绪行为障碍、听觉语言障碍者提供相应的康复训练及指导，可用于智力障碍、孤独症等群体的视听统合康复训练、可视音乐治疗及实时矫治。 2. 主要功能 采用实物画面、效果画面的显示技术开展训练；通过音乐、灯光、图像、童趣动画等多重刺激方式诱导出期望的脑电波状态；选用正性、中性、负性音乐，嵌入α波，与速写、三基色、浮雕等画面效果相配合，用于感觉统合障碍、情绪行为障碍的可视音乐治疗和疗效监控。 3. 主要组成 配有台车、专用主机、单向型专业话筒（频率响应50 Hz ~ 15 kHz）、显示器（最佳分辨率：1920×1080；尺寸：20英寸以上）、打印机（USB接口，支持A4纸打印）、专用软件，另配六个屏幕（最佳分辨率：1920×1080；尺寸：20英寸以上）及支架、一个转椅。 4. 主要技术指标 信号频率误差≤±4%。	间	1	√		教育行业标准、医疗器械监督管理条例		用于学前教育机构、中小学和康复机构

续表

序号	名称	功能与规格	单位	数量	配备要求		执行标准	配备标准编号	备注
					基本	选配			
J1	专用教室								
J1002	心语教室	**（三）沟通能力评估与训练系统** 沟通障碍是孤独症患者的核心障碍之一。为了改善孤独症患者的沟通障碍问题，首先需要解决视觉注意、指令听从及概念习得等一系列能力缺失的问题，在具备上述基础能力后，才能有效率地进行语言沟通训练。 1. 互动游戏训练仪 将沟通障碍者应具备的关键技能按能力发展顺序与难度梯度进行训练目标的分解，有效地指导教师或康复师实施个别化康复训练计划。设备可移动，可灵活方便地配合个别化训练、小组训练和集体训练。 （1）技术参数。 显示屏为 20 英寸以上显示器；最佳分辨率为 1920×1080；最低配置为 4 G 内存、100 G 硬盘、1.6 GHz 处理器。 （2）主要功能。 ① 孤独症儿童障碍筛查与评估：为疑似孤独症的人群提供自闭倾向或自闭程度的评估。 ② 感知觉障碍情况筛查：为孤独症儿童及其他发展性障碍儿童提供感官知觉超敏或弱敏程度的筛查，为下一阶段的语言沟通训练做准备。 ③ 儿童强化物调查：选出儿童的日常强化物，并对其强化程度和儿童偏好性进行排序，这是康复师开展康复训练的重要前提。	间	1	√		教育行业标准、医疗器械监督管理条例		用于学前教育机构、中小学和康复机构

续表

序号	名称	功能与规格	单位	数量	配备要求		执行标准	配备 标准编号	备注
					基本	选配			
J1	专用教室								
J1002	心语教室	④ 视听唤醒：可用于课前热身及情绪安抚，提高孤独症儿童的沟通动机。视听唤醒模块通过 6 套风格不同的有声动画视频，呈现从抽象到具体，再从具体到抽象的线条变化，激发孤独症及其他发展性障碍儿童的沟通动机，使其迈出与人沟通的第一步。 ⑤ 视觉追踪：训练儿童注视、追视、视线追踪的能力，协调儿童对人和环境的注意，这是前语言阶段的儿童学习基本沟通技能的第一步。 ⑥ 语言沟通训练：针对口语沟通阶段的儿童，将儿童需要学习的词语分为家、商店、动物园、学校、交通、医院 6 个贴近日常生活的单元，共 18 个生活主题语言学习课件，使儿童充分感知、理解、学习课件中的词语，同时充分展现生活场景，使儿童能够身临其境地应用语言。 2. 沟通辅助器具 包括辅助沟通训练板与其他沟通辅具。 （1）辅助沟通训练板：专为言语障碍、语言障碍、听力障碍、多重障碍、孤独症、失语症等沟通障碍者设计，能够在用户与他人的沟通中起到辅助替代沟通的作用；同时也能够大大促进用户的认知能力、语言能力和沟通能力的发展，对用户的语言与认知训练具有很大帮助。 （2）其他沟通辅具：是沟通障碍者与他人沟通并促进自身语言、认知能力发展的有效工具。结合语音技术及电脑控制功能，针对沟通障碍者而设计，使其达到沟通、学习、生活自理的目标。	间	1	√		教育行业标准、医疗器械监督管理条例		用于学前教育机构、中小学和康复机构

续表

序号	名称	功能与规格	单位	数量	配备要求		执行标准	配备标准编号	备注
					基本	选配			
J1	专用教室								
J1002	心语教室	3. 拓展游戏 包括儿童积木和“过家家”游戏道具。儿童积木用于培养患者的建构游戏能力。“过家家”游戏道具用于培养患者的假想游戏能力。 **（四）社交实景互动训练系统** 本系统可实现社交实景互动训练和动作模仿能力训练的功能。 1. 社交实景互动训练 采用实景互动技术，通过全景多媒体交互技术结合交互大屏幕，真实再现各类日常生活社交场景，为相关技能在现实生活中的泛化、迁移提供仿真且灵活多变的演练机会。训练模块包括乘车篇、游乐篇、运动篇、马路篇、购物篇、如厕篇等6个部分。 2. 动作模仿能力训练 通过手势动作、口部动作、表情动作等的训练，提高用户动作模仿的能力，训练用户发展出具有沟通功能的社交动作，同时发展其粗大运动能力。训练模块包括基本动作、粗大动作、手势动作、社交动作、表情动作、口部动作等几个部分，每个训练模块通过学一学、练一练、照一照的实时学习、同步反馈形式对儿童的动作模仿能力进行训练。	间	1	√		教育行业标准、医疗器械监督管理条例		用于学前教育机构、中小学和康复机构

续表

序号	名称	功能与规格	单位	数量	配备要求		执行标准	配备标准编号	备注
					基本	选配			
J1	专用教室								
J1003	律动教室	律动教室是综合利用声、光、电及地板振动的现代产品及专业设计，搭建最实用的听觉、视觉、体感觉组合训练教学系统，对听障、智障儿童进行各种组合训练。 **（一）音乐律动唱游训练系统** 1. 音乐律动唱游与综合康复软件 （1）音乐律动唱游训练：通过唱游的方式对儿童进行音乐训练（通过调整逐句跟唱、全区跟唱等唱游设置，进行逐句跟唱、全区跟唱等唱游训练，以及音高、音色、旋律感知训练）。 （2）康复效果动态监控：根据听觉、视觉、体感评估标准提供个别化的听觉、视觉、体感康复方案，采用单一被试技术对听觉、视觉、体感康复训练效果进行全程监控。 （3）康复统计：统计康复训练进度，提供康复训练前后对照，绘制相应的折线图和直方图显示康复训练进度。 2. 便携式计算机（音乐律动唱游与综合康复软件运行主机） 3. 液晶电视（音乐律动唱游与综合康复软件显示屏） **（二）音乐多感觉律动训练系统** 1. 听觉装置 （1）律动训练器：具有声场、振动输出的组合及控位模式，具备教师话筒与电子琴、计算机及其他外部输入设备的组合训练转换功能，可实现声场横向传声与振动、地板纵向传声与振动效果。	间	1	√		教育行业标准、医疗器械监督管理条例	JY/T 0405−2009	用于学前教育机构、中小学和康复机构

续表

序号	名称	功能与规格	单位	数量	配备要求		执行标准	配备标准编号	备注
					基本	选配			
J1	专用教室								
J1003	律动教室	① 最大声功率：2×200 W； ② 谐波失真度≤ 1%； ③ 音频频率范围：20 Hz ~ 20 kHz； ④ 音频磁场感应频率范围：125 Hz ~ 8 kHz； ⑤ 音频磁场强度≥ 10 μT。 （2）音箱系统。 （3）有线话筒：通过有线话筒传输，实现与节奏频率灯同步，以及语言传声和教学。 （4）无线话筒及接收机：通过无线话筒传输，实现与节奏频率灯同步，以及语言传声和教学。 （5）电子琴。 2. 视觉装置 设备灯光控制发射系统可以控制四路不同颜色的灯光，分别显示节奏和频率信号。将彩色节奏灯光和频率灯光布置在训练教室的造型顶上，构成多色彩、多视觉的六色光训练环境。 可以通过外接计算机传递演示多媒体教学软件，利用话筒和无线调频设备、电子琴、其他所有声源信号（如卡座、DVD/VCD 机、电视信号等）与灯光产生视觉反应效果，训练提高学生的识别能力。 ① 线路输入：四组立体声（200 W/ 组）。 ② 线路输出：一组立体声。 ③ 输出频率：低频 125 Hz ~ 500 Hz；中低频 500 Hz ~ 1 kHz；中频 1 kHz ~ 2 kHz；中高频 2 kHz ~ 4 kHz；高频 4 kHz ~ 8 kHz；全频（节奏）125 Hz ~ 8 kHz。全频对应电子琴或话筒输入。	间	1	√		教育行业标准、医疗器械监督管理条例	JY/T 0405–2009	用于学前教育机构、中小学和康复机构

续表

序号	名称	功能与规格	单位	数量	配备要求		执行标准	配备标准编号	备注
					基本	选配			
J1	专用教室								
J1003	律动教室	④ 灯光颜色：红（高频）、橙（中高频）、黄（中频）、绿（中低频）、蓝（低频）、白（全频）。 ⑤ 灯光光闪阈灵敏度≥ 50 dB。 ⑥ 分频点误差 ± 1%。 ⑦ 灯光控制形式：可分别调节节奏频率灯 6 种灯光颜色的亮度，可根据输入音频信号的强弱，自动调节 6 种灯光颜色的亮度。 3. 体感觉装置 能够通过开放声场音箱产生的横向气导振动，产生体知感觉振动效果。 （1）振动激励源：由若干振动单元组成。 ① 振动力 > 66.8 N。 ② 峰值振动力 > 132 N。 ③ 最大加速度 > 70 m/s^2（100 Hz ~ 500 Hz），或 > 7 g，g= 9.8 m/s^2。 （2）振动地板：双层木龙骨，建造振动层；装饰复合木地板（地面与地板之间悬空安装）；结合振动激励源、场地声场空间定位，达到地板全面积振动的效果。	间	1	√		教育行业标准、医疗器械监督管理条例	JY/T 0405–2009	用于学前教育机构、中小学和康复机构
J1004	资源教室	主要功能：开展特殊教育咨询、测查、评估、建档等活动；进行学科知识辅导；进行生活辅导和社会适应性训练；进行基本的康复训练；提供支持性教育环境和条件；开展普通教师、学生家长和有关社区工作人员的培训。	间	1	√		教育行业标准、医疗器械监督管理条例		用于学前教育机构、中小学和康复机构
J1005	感觉统合教室	主要功能：借助感觉统合训练器材，促进学生动作技能的成熟发展，使其逐渐把平时的训练整合成完整系统的动作，并提高身体平衡及协调能力。包含爬行类、平衡类、滑行类、摇晃类、旋转类感觉统合训练器材。	间	1	√		教育行业标准、医疗器械监督管理条例		用于学前教育机构、中小学和康复机构

（四）特殊教育学科教学设备配备标准

表 10　特殊教育学科教学设备配备标准

序号	名称	功能与规格	单位	数量	配备要求		执行标准	配备标准编号	备注
					基本	选配			
M1	盲校								
M1001	品德课程多媒体互动教学系统	功能要求应符合教育部课程标准，系统软件的功能与质量应符合 GB/T 25000.51 国家标准。	套	1/ 班	√		教育部课程标准		用于特殊教育学校
M1002	历史课程多媒体互动教学系统	功能要求应符合教育部课程标准，系统软件的功能与质量应符合 GB/T 25000.51 国家标准。	套	1/ 班	√		教育部课程标准		用于特殊教育学校
M1003	地理课程多媒体互动教学系统	功能要求应符合教育部课程标准，系统软件的功能与质量应符合 GB/T 25000.51 国家标准。	套	1/ 班	√		教育部课程标准		用于特殊教育学校
M1004	生物课程多媒体互动教学系统	功能要求应符合教育部课程标准，系统软件的功能与质量应符合 GB/T 25000.51 国家标准。	套	1/ 班	√		教育部课程标准		用于特殊教育学校
M1005	物理课程多媒体互动教学系统	功能要求应符合教育部课程标准，系统软件的功能与质量应符合 GB/T 25000.51 国家标准。	套	1/ 班	√		教育部课程标准		用于特殊教育学校
M1006	化学课程多媒体互动教学系统	功能要求应符合教育部课程标准，系统软件的功能与质量应符合 GB/T 25000.51 国家标准。	套	1/ 班	√		教育部课程标准		用于特殊教育学校

续表

序号	名称	功能与规格	单位	数量	配备要求		执行标准	配备标准编号	备注
					基本	选配			
M1	盲校								
M1007	语文课程多媒体互动教学系统	功能要求应符合教育部课程标准，系统软件的功能与质量应符合 GB/T 25000.51 国家标准。	套	1/ 班	√		教育部课程标准		用于特殊教育学校
M1008	数学课程多媒体互动教学系统	功能要求应符合教育部课程标准，系统软件的功能与质量应符合 GB/T 25000.51 国家标准。	套	1/ 班	√		教育部课程标准		用于特殊教育学校
M1009	英语课程多媒体互动教学系统	功能要求应符合教育部课程标准，系统软件的功能与质量应符合 GB/T 25000.51 国家标准。	套	1/ 班	√		教育部课程标准		用于特殊教育学校
M1010	体育与健康课程多媒体互动教学系统	功能要求应符合教育部课程标准，系统软件的功能与质量应符合 GB/T 25000.51 国家标准。	套	1/ 班	√		教育部课程标准		用于特殊教育学校
M1011	信息技术课程多媒体互动教学系统	功能要求应符合教育部课程标准，系统软件的功能与质量应符合 GB/T 25000.51 国家标准。	套	1/ 班	√		教育部课程标准		用于特殊教育学校
M1012	美工课程多媒体互动教学系统	功能要求应符合教育部课程标准，系统软件的功能与质量应符合 GB/T 25000.51 国家标准。	套	1/ 班	√		教育部课程标准		用于特殊教育学校
M1013	综合康复课程多媒体互动教学系统	功能要求应符合教育部课程标准，系统软件的功能与质量应符合 GB/T 25000.51 国家标准。	套	1/ 班	√		教育部课程标准		用于特殊教育学校

续表

序号	名称	功能与规格	单位	数量	配备要求		执行标准	配备标准编号	备注
					基本	选配			
M1	盲校								
M1014	定向行走课程多媒体互动教学系统	功能要求应符合教育部课程标准，系统软件的功能与质量应符合 GB/T 25000.51 国家标准。	套	1/ 班	√		教育部课程标准		用于特殊教育学校
M1015	社会适应课程多媒体互动教学系统	功能要求应符合教育部课程标准，系统软件的功能与质量应符合 GB/T 25000.51 国家标准。	套	1/ 班	√		教育部课程标准		用于特殊教育学校
M1016	盲校课程系列教材		套	1/ 人	√		教育部课程标准		用于特殊教育学校
L2	聋校								
L2001	品德课程多媒体互动教学系统	功能要求应符合教育部课程标准，系统软件的功能与质量应符合 GB/T 25000.51 国家标准。	套	1/ 班	√		教育部课程标准		用于特殊教育学校
L2002	历史课程多媒体互动教学系统	功能要求应符合教育部课程标准，系统软件的功能与质量应符合 GB/T 25000.51 国家标准。	套	1/ 班	√		教育部课程标准		用于特殊教育学校
L2003	地理课程多媒体互动教学系统	功能要求应符合教育部课程标准，系统软件的功能与质量应符合 GB/T 25000.51 国家标准。	套	1/ 班	√		教育部课程标准		用于特殊教育学校
L2004	生物课程多媒体互动教学系统	功能要求应符合教育部课程标准，系统软件的功能与质量应符合 GB/T 25000.51 国家标准。	套	1/ 班	√		教育部课程标准		用于特殊教育学校
L2005	物理课程多媒体互动教学系统	功能要求应符合教育部课程标准，系统软件的功能与质量应符合 GB/T 25000.51 国家标准。	套	1/ 班	√		教育部课程标准		用于特殊教育学校

续表

序号	名称	功能与规格	单位	数量	配备要求		执行标准	配备标准编号	备注
					基本	选配			
L2	聋校								
L2006	化学课程多媒体互动教学系统	功能要求应符合教育部课程标准，系统软件的功能与质量应符合 GB/T 25000.51 国家标准。	套	1/ 班	√		教育部课程标准		用于特殊教育学校
L2007	语文课程多媒体互动教学系统	功能要求应符合教育部课程标准，系统软件的功能与质量应符合 GB/T 25000.51 国家标准。	套	1/ 班	√		教育部课程标准		用于特殊教育学校
L2008	数学课程多媒体互动教学系统	功能要求应符合教育部课程标准，系统软件的功能与质量应符合 GB/T 25000.51 国家标准。	套	1/ 班	√		教育部课程标准		用于特殊教育学校
L2009	沟通与交往课程多媒体互动教学系统	功能要求应符合教育部课程标准，系统软件的功能与质量应符合 GB/T 25000.51 国家标准。	套	1/ 班	√		教育部课程标准		用于特殊教育学校
L2010	体育与健康课程多媒体互动教学系统	功能要求应符合教育部课程标准，系统软件的功能与质量应符合 GB/T 25000.51 国家标准。	套	1/ 班	√		教育部课程标准		用于特殊教育学校
L2011	律动课程多媒体互动教学系统	功能要求应符合教育部课程标准，系统软件的功能与质量应符合 GB/T 25000.51 国家标准。	套	1/ 班	√		教育部课程标准		用于特殊教育学校
L2012	美术课程多媒体互动教学系统	功能要求应符合教育部课程标准，系统软件的功能与质量应符合 GB/T 25000.51 国家标准。	套	1/ 班	√		教育部课程标准		用于特殊教育学校

续表

序号	名称	功能与规格	单位	数量	配备要求		执行标准	配备标准编号	备注
					基本	选配			
L2	聋校								
L2013	聋校课程系列教材		套	1/人	√		教育部课程标准		用于特殊教育学校
P3	培智学校								
P3001	生活语文课程多媒体互动教学系统	功能要求应符合教育部课程标准，系统软件的功能与质量应符合 GB/T 25000.51 国家标准。	套	1/班	√		教育部课程标准		用于特殊教育学校
P3002	生活数学课程多媒体互动教学系统	功能要求应符合教育部课程标准，系统软件的功能与质量应符合 GB/T 25000.51 国家标准。	套	1/班	√		教育部课程标准		用于特殊教育学校
P3003	生活适应课程多媒体互动教学系统	功能要求应符合教育部课程标准，系统软件的功能与质量应符合 GB/T 25000.51 国家标准。	套	1/班	√		教育部课程标准		用于特殊教育学校
P3004	劳动技能课程多媒体互动教学系统	功能要求应符合教育部课程标准，系统软件的功能与质量应符合 GB/T 25000.51 国家标准。	套	1/班	√		教育部课程标准		用于特殊教育学校
P3005	唱游与律动课程多媒体互动教学系统	功能要求应符合教育部课程标准，系统软件的功能与质量应符合 GB/T 25000.51 国家标准。	套	1/班	√		教育部课程标准		用于特殊教育学校
P3006	绘画与手工课程多媒体互动教学系统	功能要求应符合教育部课程标准，系统软件的功能与质量应符合 GB/T 25000.51 国家标准。	套	1/班	√		教育部课程标准		用于特殊教育学校

续表

序号	名称	功能与规格	单位	数量	配备要求		执行标准	配备标准编号	备注
					基本	选配			
P3	培智学校								
P3007	运动与保健课程多媒体互动教学系统	功能要求应符合教育部课程标准，系统软件的功能与质量应符合 GB/T 25000.51 国家标准。	套	1/ 班	√		教育部课程标准		用于特殊教育学校
P3008	信息技术课程多媒体互动教学系统	功能要求应符合教育部课程标准，系统软件的功能与质量应符合 GB/T 25000.51 国家标准。	套	1/ 班	√		教育部课程标准		用于特殊教育学校
P3009	康复训练课程多媒体互动教学系统	功能要求应符合教育部课程标准，系统软件的功能与质量应符合 GB/T 25000.51 国家标准。	套	1/ 班	√		教育部课程标准		用于特殊教育学校
P3010	艺术休闲课程多媒体互动教学系统	功能要求应符合教育部课程标准，系统软件的功能与质量应符合 GB/T 25000.51 国家标准。	套	1/ 班	√		教育部课程标准		用于特殊教育学校
P3011	培智学校课程系列教材		套	1/ 人	√		教育部课程标准		用于特殊教育学校